生命科学系列丛书

FGF-21抗血栓功能及机制的发现研究

李　帅　李珊珊　著

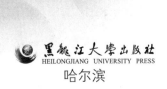

黑龙江大学出版社
HEILONGJIANG UNIVERSITY PRESS
哈尔滨

图书在版编目（CIP）数据

FGF-21 抗血栓功能及机制的发现研究 / 李帅，李珊珊著 . -- 哈尔滨 ： 黑龙江大学出版社，2021.3（2022.8 重印）

ISBN 978-7-5686-0624-0

Ⅰ ． ①F… Ⅱ ． ①李… ②李… Ⅲ ． ①血栓栓塞—研究 Ⅳ ． ① R543

中国版本图书馆 CIP 数据核字（2021）第 067398 号

FGF-21 抗血栓功能及机制的发现研究
FGF-21 KANGXUESHUAN GONGNENG JI JIZHI DE FAXIAN YANJIU

李　帅　李珊珊　著

责任编辑　于晓菁
出版发行　黑龙江大学出版社
地　　址　哈尔滨市南岗区学府三道街 36 号
印　　刷　三河市佳星印装有限公司
开　　本　720 毫米 ×1000 毫米　1/16
印　　张　11.75
字　　数　186 千
版　　次　2021 年 3 月第 1 版
印　　次　2022 年 8 月第 2 次印刷
书　　号　ISBN 978-7-5686-0624-0
定　　价　36.00 元

前　　言

血栓可发生在任何部位的血管内。许多疾病与血栓相关,如心肌梗死、肺栓塞、心房颤动、脑梗死等,尤其是以栓塞、梗死为主要诱因的心肌梗死和脑梗死已成为我国居民较为主要的死亡原因。我国居民血栓性疾病的患病率及死亡率处于上升阶段,且治疗后复发率较高。我国心脑血管疾病负担日渐加重,已成为重大的公共卫生问题,因此防治心脑血管疾病刻不容缓。

成纤维细胞生长因子 – 21(FGF – 21)是一种主要由肝脏分泌的代谢因子,能作用于多种靶器官,对全身进行系统性的调节。相关研究表明,FGF – 21 具有调节糖脂代谢、抗氧化、抗纤维化、抑制炎症反应和抗细胞凋亡等作用,这些因素与血栓的发生密切相关。但是,目前尚无关于 FGF – 21 与血栓发生相关性的研究。

本书旨在探究 FGF – 21 对血栓发生、发展的干预效果,明确 FGF – 21 在血栓发生、发展过程中的作用机制。其中,第 1 章为绪论,简要介绍血栓的形成原因、分类、形成机制、抗血栓药物、FGF – 21 的研究进展及药物研发进展,以及本书的研究目的和创新点;第 2 章介绍本书所需的实验材料;第 3 章介绍本书采用的实验方法;第 4 章介绍本书的研究结果并进行分析;第 5 章对本书的研究结果进行讨论。

本书由齐齐哈尔大学生命科学与农林学院的李帅和李珊珊共同撰写,其中李帅撰写第 4、5 章(约 10.6 万字),李珊珊撰写第 1、2、3 章(约 8 万字)。

本书难免存在不足之处,敬请广大读者批评指正,以便修订、改正。

李帅　李珊珊

2021 年 1 月

目　　录

1 绪论

1.1　血栓的形成原因及分类

血栓是在正常生理或病理情况下,凝血系统在不同程度上被激活,血液成分在循环血液中凝聚后形成的一种半固体凝块。血栓由不溶性纤维蛋白、沉积的血小板、积聚的白细胞和陷入的红细胞组成。血栓可造成血管部分或完全堵塞,从而造成血液流动不畅;可引起相应组织或器官缺血、缺氧、坏死,从而影响器官功能甚至危及生命。

血栓按其成分可分为以下几类。

(1)白色血栓

白色血栓由血小板和白细胞组成,常见于动脉炎性病灶、动脉硬化斑块和心瓣膜病变处等,这些病变部位血流速度较快。

(2)红色血栓

红色血栓由纤维蛋白和红细胞组成,形成于血流缓慢或停止后,局部血流停滞是其形成的主要条件,常见于静脉血栓。

(3)混合血栓

混合血栓可发生在静脉、动脉、心脏等部位。这类血栓最为常见,常为某部位血栓不断形成的结果。

(4)透明血栓

透明血栓由致密的纤维蛋白组成,常形成于微循环血管内。弥散性血管内凝血属于此类血栓。

血栓按其在循环系统中的形成部位可分为动脉血栓、静脉血栓、心房室血栓和微血管血栓。血管壁上血栓的形成过程如图 1-1 所示。

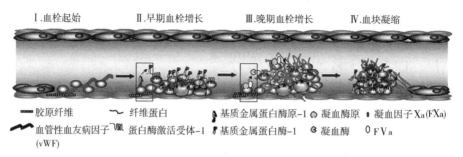

Ⅰ.血栓起始　　　Ⅱ.早期血栓增长　　　Ⅲ.晚期血栓增长　　　Ⅳ.血块凝缩

━━ 胶原纤维　　　〜 纤维蛋白　　　𝄖 基质金属蛋白酶原-1　𝄌 凝血酶原　● 凝血因子 Xa(FXa)

〰 血管性血友病因子　Ⅶ 蛋白酶激活受体-1　𝄖 基质金属蛋白-1　　◆ 凝血酶　　𝄿 F Ⅴ a
(vWF)

图 1 – 1　血管壁上血栓的形成过程

1.2　血栓的形成机制

1.2.1　血管内皮细胞在血栓形成中的作用

血管内皮细胞是循环血液与血管内皮组织间的单层细胞,它形成血管的内壁,可以感受到化学变化、机械变化及血管的功能性变化,是体内最大的分泌器官,可以控制血管形变,以及调节血管张力、细胞黏附、平滑肌细胞增殖、血管壁炎症反应等。

1.2.1.1　内皮细胞的抗血栓作用

正常的血管内皮作为一个屏障,可以防止凝血因子、血小板与内皮下的成分接触,从而抑制血小板活化和凝血系统被激活。内皮细胞的抗血栓作用主要通过激活血管内的蛋白酶激活受体(PAR)实现。PAR 有 4 种亚型,分别为 PAR – 1、PAR – 2、PAR – 3 和 PAR – 4,它们在动脉、静脉内皮细胞中表达。在急性凝血过程中,内皮细胞产物的释放主要通过 PAR – 1 介导。内皮细胞的 PAR 作为蛋白酶的传感器,在凝血酶、活化蛋白 C(APC)、FXa、组织因子(TF)/

FⅦa/FⅩa复合物、高浓度的纤溶酶和基质金属蛋白酶的激活下,可启动细胞信号级联反应。凝血酶介导的PAR-1活化可诱导一氧化氮(NO)和前列环素(PGI$_2$)的生成,从而抑制血小板的活化。此外,内皮细胞还可通过其上的负电荷抑制血小板的黏附和聚集。

内皮细胞膜连接以下抗凝血物质。

(1)血栓调节蛋白(TM)

TM是内皮细胞膜上特异的凝血酶受体,具有抑制凝血酶活性和促进抗凝酶Ⅲ作用等功能。凝血酶是一种重要的促血栓形成因子。在没有TM的情况下,凝血酶激活纤维蛋白原生成纤维蛋白。然而,在TM存在时,凝血酶与TM形成高亲和力复合物——凝血酶-TM复合物,抑制凝血酶与促凝剂底物的相互作用。凝血酶-TM复合物激活蛋白C(APC)使FⅤa、FⅧa失活,从而抑制凝血酶的进一步生成。

(2)二磷酸腺苷酶(ADPase)

ADPase是内皮细胞膜上的多种核苷酶之一,它将二磷酸腺苷(ADP)转化为一磷酸腺苷(AMP),使环腺苷酸(cAMP)进一步增多,并抑制血小板的活化。

(3)肝素

内皮细胞能合成肝素,使之覆盖内皮细胞表面,其与血液中的凝血酶Ⅲ结合后,可灭活FⅡa、FⅩa等活化的凝血因子。

此外,内皮细胞可以合成、释放内皮源性舒张因子(EDRF)、PGI$_2$、肾上腺髓质素(ADM)等可以扩张血管的物质,抑制血小板的聚集,有利于抗凝。内皮细胞还可以合成并分泌组织型纤溶酶原激活物(tPA),tPA可以激活纤溶酶,降解已经形成的纤维蛋白,使血管畅通。

1.2.1.2 内皮细胞的促血栓作用

内皮细胞损伤后,内皮下的Ⅳ型、Ⅴ型胶原和微纤维暴露,使血小板聚集并黏附于内皮下基质,导致内皮细胞正常的抗血栓作用减弱或消失,从而发生有利于血栓形成的变化。内皮细胞可产生并释放以下促进血栓形成的因子。

(1)促凝血物质

例如,内皮细胞可合成vWF。vWF可同时与胶原纤维和血小板结合,当血管损伤时,大量的血小板以 vWF 为桥梁黏附在胶原纤维上,凝血酶和细胞因子刺激内皮细胞释放大量的 vWF,形成血栓。

（2）TF

正常的内皮细胞产生少量的 TF,而细胞因子能刺激内皮细胞产生大量的 TF。当 TF 暴露于血浆中时,TF 就会与和其有高亲和力的 FⅦa 相结合,形成有活性的 TF－Ⅶa 复合物,该复合物可进一步催化 FX 等活化。这些过程最终导致凝血酶的产生,从而启动血液凝固级联反应。

（3）血管收缩因子

例如,内皮细胞合成的血管紧张素Ⅰ（AngⅠ）在血管紧张素转换酶（ACE）的作用下转化为血管紧张素Ⅱ（AngⅡ）,AngⅡ与血管平滑肌上的受体结合,可使血管强烈收缩。内皮素（ET）是内皮细胞产生的强血管收缩因子。内皮细胞受到刺激（肾上腺素、血栓素、血管紧张素、细胞因子的作用和血管壁压力等）合成并释放内皮素－1（ET－1）,与组织中相应的受体结合,激活第二信使 cGMP,继发三磷酸肌醇增加,诱导细胞内 Ca^{2+} 增加,从而发挥其生物学效应。

1.2.1.3 内皮细胞功能的评估

评估内皮细胞功能主要有两种方法。第一种方法是内皮细胞应激评估,即对内皮细胞直接进行刺激,评估内皮细胞的应激反应。这种方法基于两个原理:一是刺激会触发血管内皮细胞释放 NO,从而介导血管松弛;二是内皮功能障碍是一种全身性疾病,因而可以在不同的血管床中进行检测。在冠状动脉循环中进行内皮血管舒缩实验时,可以采用先进的冠状动脉造影技术和冠状动脉内多普勒技术直接计算冠状动脉血流及冠状动脉阻力的变化。尽管这种功能性血管造影方法被认为是评估内皮细胞功能的"金标准",但该方法的侵入性以及对特殊专业知识、设备的需求限制了其应用。选择性内皮血管舒缩实验涉及外周循环,对于前臂阻力血管的内皮功能,可以通过向动脉内灌注内皮依赖性血管扩张剂（类似于冠状动脉循环中使用的血管扩张剂,如乙酰胆碱等）来评估。在相关研究领域,应用最广泛的评估方法是运用高分辨率超声评估血管内皮依赖性血流介导的肱动脉扩张,此种方法侵入性较弱。第二种用于获取内皮细胞信息的评估方法是间接检测与内皮功能障碍、炎症发展、动脉粥样硬化等相关的外周标记物。评估血管壁炎症的循环标记物是预测心脑血管疾病风险和愈后健康状态的重要方法。由内皮细胞释放的其他因子(如 ET - 1 和 NO)也可用于评估内皮细胞的活化。

如图 1 - 2 所示,评估内皮细胞功能的机制是:一氧化氮合酶(NOS)将 L - 精氨酸转化为 NO,这一过程可能是受体依赖的机制(如对乙酰胆碱的反应),也可能是非受体依赖的机制(如反应性充血引起的剪应力);NO 扩散至平滑肌细胞,并通过环鸟苷酸机制介导血管舒张。

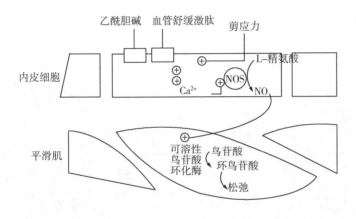

图 1 - 2 评估内皮细胞功能的机制

1.2.2 血小板在血栓形成中的作用

血小板含有多种与凝血有关的物质,这些物质异常活跃将导致血栓形成。血小板膜上的环氧化酶能使花生四烯酸转化为前列腺素(PG)内过氧化物 PGE_2 等;血栓素合成酶能使不稳定的 PGE_2 转化为血栓素 A_2(TXA_2),最终导致血小板聚集。血小板膜可吸附多数凝血因子。血小板致密体内含有 ADP、儿茶酚胺和5 - 羟色胺(5 - HT),其中 ADP 是引起血小板聚集的重要物质。此外,血小板致密体内还含有纤维蛋白加速因子(PF_2)和抗肝素因子(PF_4)。当血管损伤时,血小板立即黏附在暴露的胶原上,不断聚集,黏附和聚集的血小板随即释放致密体内的 ADP 等物质,这些 ADP 促使血小板继续聚集。受损的血管壁释放凝血活酶,同时激活 FXII,使血浆中的凝血酶原转化为凝血酶。形成的凝血酶不仅催化生成纤维蛋白,而且和 ADP 等物质一起刺激血小板,致使其大量聚集,最终形成血栓。vWF、纤维蛋白和纤连蛋白等多种黏附配体可调节血小板的相互作用,每个配体在血栓形成过程中都有不同的作用。最初,血小板与固定血小板的连接过程涉及 vWF - 糖基磷脂酰肌醇 b(GPIb)的聚合作用。这种黏附作用是快速、可逆的,使血小板在血栓表面移动。在移动过程中,一个或多个可溶性激动剂刺激血小板,促使 vWF、纤连蛋白与整合素 $\alpha_{IIb}\beta_3$ 结合,导致血小板持续聚集。血小板聚集过程中多种因子的相互作用如图 1-3 所示。

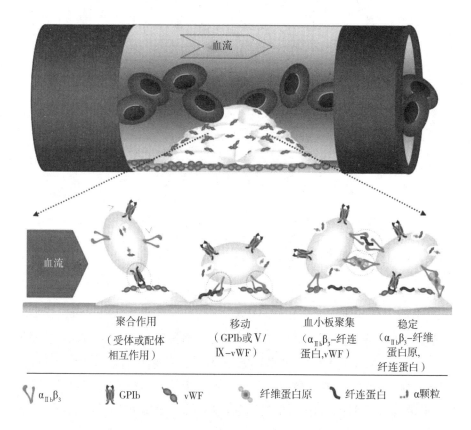

图 1-3   血小板聚集过程中多种因子的相互作用

1.2.2.1　内皮细胞损伤与血小板黏附

血栓形成和炎症反应的关系可以在内皮细胞的分子水平上得以体现。负责启动血小板和白细胞黏附的主要分子分别是 vWF 与 P-选择素,这两种分子储存在 Weibel-Palade 小体(WPB)中。vWF 对 WPB 的形成至关重要,因此在实验中,vWF 缺陷的小鼠不能在内皮细胞中储存 P-选择素,导致其部分降解,使得小鼠对炎症刺激的反应减弱。在使用凝血酶或组胺等促炎、促分泌剂激活细胞时,WPB 与细胞膜融合,使与细胞膜结合的 P-选择素和可溶性 vWF 暴露在细胞表面。相关研究表明,活化的内皮细胞分泌的 vWF 和 P-选择素可介导血小板与内皮细胞表面相互作用。这两种分子中哪一种是主要参与者,取决于特定血管的剪切速率。在低剪切速率的受刺激静脉中,大量的静息血小板在 vWF 上移位(一种停动现象),vWF 短暂地与内皮细胞表面结合,此时血小板膜糖蛋白(GP)Ⅰb 介导血小板黏附。在较高的静脉剪切速率下,活化的血小板和非活化的血小板都能在活化的内皮细胞上滚动(类似于已知的白细胞滚动机制),此过程由 P-选择素和 E-选择素介导。P-选择素糖蛋白配体-1(PSGL-1)是 P-选择素的主要配体,在白细胞上表达,在血小板上也存在,它在一定程度上导致上述现象发生。GPⅠb 是另一种 P-选择素配体,也能介导血小板在活化的内皮细胞上滚动。相关研究已证实,在缺血和再灌注过程中,血小板与血管壁的 P-选择素存在依赖性相互作用。

1.2.2.2　血小板与炎症反应

炎症导致内皮的促凝作用和抗凝作用不平衡,从而导致局部的凝血级联反应。肿瘤坏死因子-α(TNF-α)是感染部位最先释放的促炎细胞因子,可以作为免疫防御机制的强效诱导剂和招募白细胞。TNF-α 通过抑制抗凝蛋白 C 的合成以及诱导内皮细胞与单核细胞产生的 TF 来促凝,从而刺激凝血酶和纤维蛋白的形成。TNF-α 与大多数细胞因子一样具有多效性。在致死或亚致死脓毒症中发现的 TNF-α 能强烈抑制三氯化铁($FeCl_3$)血管损伤模型中的血栓生长,并延长小鼠的出血时间。TNF-α 的这种短暂(持续不到 2 h)且强大的抗血栓作用不是由血小板 TNF-α 受体介导的,而是由血管壁 TNF-α 受体连续释放强血小板激活抑制剂 NO 来刺激诱导型 NOS。此外,内皮细胞产生的 NO 显著抑制 WPB 的释放,从而减少血小板对内皮的黏附。

炎症的另一个特征是白细胞、内皮细胞和血小板之间发生大量的相互作用,激活内皮细胞。激活的内皮细胞表达细胞黏附分子(如 P-选择素、E-选择素等),介导白细胞滚动,这是细胞黏附级联反应的第一步。滚动的白细胞由内皮细胞表面激活的趋化因子(如单核细胞趋化蛋白-1 等)激活。活化的白细胞可与其他内皮细胞黏附分子(如细胞间黏附分子-1、血管黏附分子-1等)结合,并向血管内膜转移。小鼠中 P-选择素、E-选择素基因的靶向破坏会导致白细胞的滚动受到显著的抑制,单核细胞进入炎症部位延迟招募,并增强小鼠的易感性。

动脉粥样硬化是一个典型的慢性炎症过程。在有动脉粥样硬化倾向的低密度脂蛋白受体(LDLR)缺陷小鼠或载脂蛋白 E(apoE)缺陷小鼠中,P-选择素的缺失可以减少和延迟动脉粥样硬化病变的形成。最近,一项动物骨髓移植实验证明,在 apoE 缺陷小鼠中,内皮 P-选择素和血小板 P-选择素都会促进动脉粥样硬化病变的形成,这表明血小板和血小板 P-选择素直接参与动脉粥样硬化过程。P-选择素以剂量依赖的方式影响病变过程。P-选择素介导单核细胞和中性粒细胞与循环激活的血小板形成花结,这种相互作用增强单核细胞对内皮细胞的黏附,最终促进巨噬细胞在血管壁积累。黏附于皮下基质的血小板也通过 P-选择素与 PSGL-1 的相互作用促进白细胞的滚动、黏附和迁移。在白细胞滚动的过程中,血小板激活因子激活白细胞整合素 Mac-1,并与纤维蛋白原、血小板 $\alpha_{IIb}\beta_3$ 结合,介导白细胞的黏附。在与内皮细胞黏附的过程中,血小板被激活并释放促炎细胞因子(如 CD40L 和 IL-β),进一步刺激内皮细胞。活化的血小板也表达和分泌趋化因子 CCL5、CXCL4,以 P-选择素依赖的方式沉积在微血管、主动脉内皮细胞和单核细胞上。这些促炎细胞因子的沉积导致单核细胞整合素激活,并将单核细胞招募到动脉粥样硬化病变部位。相关研究表明,在高胆固醇血症的 apoE 缺陷小鼠动脉粥样硬化早期,血小板黏附于颈总动脉内皮。GPⅠbα 抗体可长期阻断血小板黏附,显著减少动脉粥样硬化病变,表明血小板 GPⅠbα 与其配体 vWF 及 P-选择素的相互作用可能和血小板结合有关。这表明,vWF 不仅在血栓形成和止血过程中发挥重要作用,而且可能参与动脉粥样硬化病变的发展。

血栓形成和炎症反应有着错综复杂的联系,一些细胞和分子同时参与这两个过程。在血管损伤时,血小板覆盖暴露的内皮下基质,并介导其他血小板和白细胞招募,使含有组织因子的白细胞源性微粒结合,局部诱导凝血级联反应。血小板释放微粒,介导白细胞 – 白细胞和白细胞 – 内皮细胞的相互作用。这些机制在炎症反应过程中也发挥作用,活化的血小板增加白细胞对内皮细胞的黏附,并通过在内皮细胞上沉积趋化因子促进白细胞活化,使白细胞牢固地附着在血管壁上,并最终迁移到内皮下组织。血小板在炎症反应(如动脉粥样硬化)中的作用现在已被广泛证实,因此血小板是血栓形成和炎症反应的核心。

1.2.3　凝血系统在血栓形成中的作用

凝血系统的激活是血栓形成的关键环节。血液凝固是一系列复杂的连锁反应过程。"瀑布学说"认为,在凝血过程中,一系列被激活的惰性前酶转变为有活性的酶,前酶为下一个反应的底物,形成连锁反应。血栓形成过程中的凝血途径如图 1 – 4 所示,大致分为以下三个阶段。

第一阶段:活性凝血活酶的形成。活性凝血活酶的形成途径包括内源性途径和外源性途径。这两种途径的区别在于启动和参与的因子不同,但两种途径中的因子可以相互激活。内源性途径是先激活 FⅫ,当血液接触到受损血管的胶原或基底膜时,FⅫ即被激活为 FⅫa;然后,FⅫa 将 FⅪ激活为 FⅪa,随即激活 FⅨa,FⅨa 在内源性途径中发挥丝氨酸蛋白酶的作用。虽然 FⅨa 处于活性状态,但是如果没有辅助因子 FⅧ,则 FⅨa 酶的活性是极低的。FⅨa 与 FⅧ相结合并连接到血小板膜磷脂上,共同催化 FX,FXa,FV 和 Ca^{2+} 形成复合物,即内源性凝血活酶。外源性途径是血管壁或其他组织损伤后释放 FⅢ到血液中,FⅦ及其辅助因子共同激活 FX,在 Ca^{2+} 的作用下,FXa 和 FV 在血小板膜上形成凝血酶原酶复合物,即外源性凝血活酶。

第二阶段:凝血酶的形成。在 Ca^{2+} 的作用下,活性凝血活酶催化凝血酶原转化为凝血酶。

第三阶段:纤维蛋白的形成。在 Ca^{2+}、凝血酶和 FⅧ的作用下,可溶的纤维蛋白原转化为不可溶的纤维蛋白。

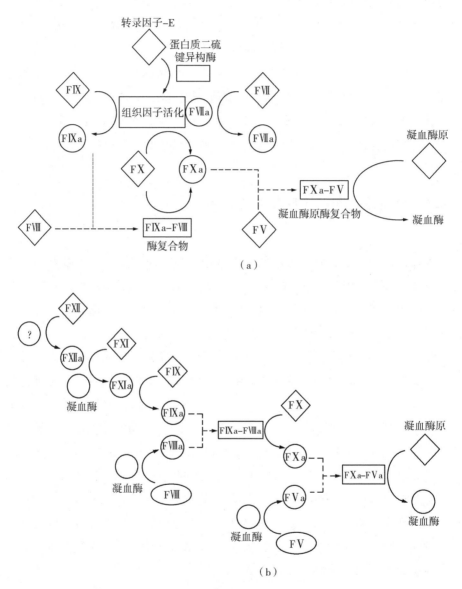

（a）

（b）

图1-4 血栓形成过程中的凝血途径

1.2.4　纤溶系统在血栓形成中的作用

纤溶是指血液凝固过程中形成的纤维蛋白被溶解。纤溶主要依赖于纤维蛋白溶解系统(简称"纤溶系统")。纤溶系统由纤溶酶、纤溶酶原激活物、纤溶酶原抑制物组成。纤溶的基本过程可分为以下两个阶段。

第一阶段:纤溶酶原的激活。纤溶酶原主要由肝脏产生,纤溶酶原在纤溶酶原激活物的作用下水解,转化为纤溶酶。纤溶酶原激活物有组织型纤溶酶原激活物(tPA)、尿激酶型纤溶酶原激活物(uPA)和激肽释放酶(KLK)等,其中前两者最为重要。纤溶酶原受体表达于各种细胞(包括血单核细胞、粒细胞、淋巴细胞、内皮细胞等)的表面。纤溶酶原与其受体的相互作用加速了其向纤溶酶的转化,增强了细胞表面的酶活性。FXII 被激活时一方面启动内源性凝血系统,另一方面通过 FXIIa 激活纤溶系统。

第二阶段:纤维蛋白的降解。纤溶酶属于丝氨酸蛋白酶类,它的敏感底物是纤维蛋白和纤维蛋白原。在纤溶酶的作用下,纤维蛋白和纤维蛋白原被水解为许多可溶的小肽,称为纤维蛋白的降解产物。降解产物不会再凝固,且其中的一部分有抗凝血作用。纤维蛋白的降解途径实例如图 1-5 所示。人体内有许多物质可以抑制纤溶系统的活性,主要有纤溶酶原激活物抑制剂(PAI-1)和 α_2-抗纤溶酶等。PAI-1 是丝氨酸蛋白酶抑制剂超家族的成员。PAI-1 有一个肽键靶向蛋白酶,类似于一个伪底物,可以稳定地将 tPA 和 uPA 以 1:1 的化学计量结合,使 tPA 和 uPA 快速失活。α_2-抗纤溶酶是一种由肝脏合成的糖蛋白,α_2-抗纤溶酶也通过与纤溶酶结合使其失活。

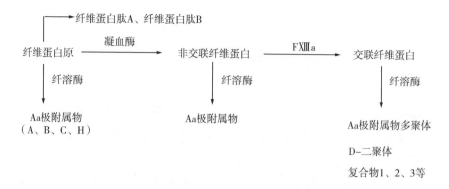

图1-5　纤维蛋白的降解途径实例

1.3　抗血栓药物

1.3.1　抗血小板药物

基于对血小板的超微结构,血小板的黏附、聚集、释放等功能,以及花生四烯酸、血栓素、前列腺素等系统的研究,抗血小板药物在防治血栓形成方面取得了较好的临床应用效果。血小板和凝血因子被激活是血栓形成的主要原因之一,因此抗血小板药物在抗血栓药物中举足轻重。在临床实践中,控制好出血、血栓风险能够显著降低死亡率,减少不良预后的发生。根据作用机制,抗血小板药物可分为以下几类。

(1)环氧化酶抑制剂类药物

这类药物不可逆地抑制血小板的环氧化酶,使 PGG_2、PGH_2 合成受阻,间接地抑制血小板合成 TXA_2,从而抑制血小板黏附和聚集,提高血小板内的 cAMP 水平,减少凝血酶的形成。其代表药物阿司匹林是一种传统的非甾体类抗炎药,是目前临床应用最为广泛的抗血小板药物。阿司匹林可以有效地降低冠心病患者的冠状动脉缺血状况,临床上用于冠心病的一、二级预防,急性冠状动脉综合征的治疗,经皮冠状动脉介入的治疗,以及冠脉血管成形术后再狭窄等症状的预防。患者服用阿司匹林后常见的不良反应为胃肠道不适和消化道出血,出血风险与剂量相关,少数人还会发生过敏反应,主要表现为哮喘、荨麻疹等。

(2)ADP受体拮抗剂类药物

该类药物通过与血小板膜表面的ADP受体结合,阻止与ADP受体相偶联的GPⅠb/Ⅲa结合位点暴露,使配体无法结合,使血小板的聚集受到抑制。其代表药物为氯吡格雷,临床主要用于治疗心肌梗死、脑梗死等动脉血栓或静脉血栓,以及与血小板聚集相关的疾病。氯吡格雷在预防急性心脑血管事件发生方面优于阿司匹林,对于高危患者,其预防效果更加明显,在安全性方面也有明显的提升。氯吡格雷已成为继阿司匹林之后临床最主要的抗血小板药物。相关研究表明,氯吡格雷与阿司匹林双联抗血小板的治疗方案效果更好。其不良反应为胃肠道不适,发生率约为20%。另外,氯吡格雷抵抗的发生率为5%~20%。

(3)磷酸二酯酶抑制剂类药物

这类药物通过选择性地抑制磷酸二酯酶的活性,减少腺苷酸环化酶的降解、转化,增加血小板和血液内环磷酸腺苷的含量,进而发挥其抗血小板聚集和扩张血管的作用,防止血栓形成及血管闭塞。其代表药物为西洛他唑,它在治疗脑卒中方面较阿司匹林更有效、安全,可明显降低出血发生率。临床上,部分有胃溃疡病史或难以耐受服用阿司匹林引起的胃肠道反应的患者,多选择该药物。服用西洛他唑的患者未发现严重不良反应,它是一种有效的、安全的抗血小板药物。

(4)血小板GPⅡb/Ⅲa受体拮抗剂类药物

这类药物通过与GPⅡb/Ⅲa受体结合,阻止纤维蛋白原与其受体结合,阻断纤维蛋白原依赖性血小板聚集。其代表药物为替罗非班,它可剂量依赖性地抑制体外血小板的聚集,延长出血时间,抑制血栓形成,可逆性强,安全性高。它在临床上用于急性冠脉综合征患者的冠脉血管成形术或冠脉内斑块切除术,以防治相关的心脏缺血并发症,也用于不稳定型心绞痛或非Q波心肌梗死患者(与肝素或阿司匹林联用),预防心脏缺血事件的发生。相关研究表明,对阿司匹林或氯吡格雷抵抗的患者,在常规应用阿司匹林和氯吡格雷的基础上加用替罗非班,可以降低经皮冠脉介入术(PCI)手术期心肌梗死的发生率。患者服用替罗非班可能出现的不良反应包括:出血,如颅内出血、腹膜后出血、心包积血、肺(包括肺泡)出血、出现血尿等,还可见脊柱硬膜外血肿,罕见出血致死;可见急性及(或)严重血小板计数减少伴寒战、轻度发热或出血并发症;可见恶心、头痛、皮疹或荨麻疹;可见血小板计数减少和血红蛋白含量、血细胞比容下降,以及尿和大便隐血增加;有过敏性反应的报道,部分患者可伴有严重的血小板减少。

(5)5-HT 受体拮抗剂类药物

这类药物特异性地与 5-HT$_2$ 受体结合,抑制血小板的聚集。其代表药物为沙格雷酯,临床上可用于治疗慢性缺血性血管闭塞症等多种血栓性疾病。在服用阿司匹林的基础上给予沙格雷酯可降低稳定型心绞痛患者的血小板聚集水平,可用于稳定型心绞痛患者的辅助治疗。患者服用沙格雷酯可能出现的不良反应为脑出血(发生率为 0.1% 以下)、消化道出血(发生率为 0.1% 以下)、血小板计数减少、肝功能障碍、黄疸等。

1.3.2　抗凝血药物

抗凝血药物通过阻止血液凝固而防止血栓形成,是临床上非常重要的抗血栓药物,用于防治因血栓栓塞或血栓形成导致的疾病,预防中风或其他血栓性疾病,广泛应用于心房颤动(简称"房颤")、急性心肌梗死、外周静脉血栓、人工机械瓣膜置换术后、肺栓塞、弥散性血管内凝血等的治疗,以及体外循环抗凝等。根据作用机制,抗凝血药物可分为以下几类。

(1)维生素 K 依赖性拮抗剂类药物

该类药物通过竞争性地抑制维生素 K 环氧化物还原酶拮抗维生素 K,抑制维生素 K 在肝脏细胞中合成 FⅡ、FⅥ、FⅨ、FⅩ,发挥抗凝作用,但其对已活化的凝血因子无影响。其代表药物为华法林,它作用强且稳定、可靠。与肝素相比,华法林口服有效、应用方便、价格便宜且作用持久,临床上广泛用于下肢深静脉血栓、房颤、术后栓塞、肺栓塞等的治疗。华法林起效慢,服后抗凝作用出现较慢,对于急需抗凝者,应优先联合选用肝素或低分子肝素,一般在全量肝素已出现抗凝作用后,再以华法林进行长期抗凝治疗。

（2）凝血酶间接抑制剂类药物

该类药物通过与抗凝血酶-Ⅲ（AT-Ⅲ）的相互作用间接抑制 FXa、FⅡa 等的活性,发挥抗凝作用。其代表药物为肝素。肝素能够与抗凝血酶结合,催化灭活 FⅡa、FXa、FⅨa、FⅪa,抑制凝血酶原转化为凝血酶;能够抑制凝血酶的活性,阻碍纤维蛋白原转化为纤维蛋白;能够防止血小板聚集和破坏。肝素的优点是起效迅速,在体内、体外均有抗凝作用,可防止急性血栓形成,因而成为对抗血栓的首选。肝素的主要不良反应是易引起自发性出血,表现为各种黏膜出血、关节腔积血、伤口出血等。肝素诱导的血小板减少症是一种药物诱导的血小板减少症,是肝素治疗中的严重并发症。

（3）凝血酶直接抑制剂类药物

该类药物通过抑制凝血酶,阻止纤维蛋白原转化为纤维蛋白,阻断“凝血瀑布”的最后步骤及血栓形成。单价凝血酶抑制剂（如达比加群酯、阿加曲班）可以直接抑制凝血酶;二价凝血酶抑制剂（如比伐卢定、重组水蛭素）在直接抑制凝血酶的同时,还可以将凝血酶和纤维蛋白分离,从而达到抗凝作用。该类药物用于房颤卒中预防,以及急性冠脉综合征、静脉血栓栓塞症（原发性和继发性）的治疗和预防。该类药物的总体出血事件显著少于华法林,有利于降低非瓣膜性房颤患者缺血性卒中和出血性卒中的发生风险,减少患者并发其他对肾功能有不利影响的疾病（如糖尿病）。该类药物对维生素 K 依赖性拮抗剂类药物治疗、控制效果不佳的患者来说是一种新的选择。

（4）Xa 因子抑制剂类药物

Xa 因子是一种丝氨酸蛋白酶,在凝血级联反应中处于内、外源凝血交汇地位。Xa 因子抑制剂使“凝血瀑布”的内源性途径和外源性途径中断。按是否依赖于 AT-Ⅲ因子,Xa 因子抑制剂可分为间接 Xa 因子抑制剂和直接 Xa 因子抑制剂。间接 Xa 因子抑制剂需要 AT-Ⅲ因子作为辅助因子,不能抑制凝血酶原酶复合物结合的 Xa 因子;直接 Xa 因子抑制剂直接作用于 Xa 因子的分子活性中心,既能抑制血浆中游离的 Xa 因子,也能抑制被凝血酶原酶复合物结合的 Xa 因子发挥抗凝作用。其代表药物为利伐沙班。利伐沙班与肝素的本质区别在于,它不需要 AT-Ⅰ参与,可直接拮抗游离的和结合的 Xa 因子。在中国,利伐沙班已被批准用于治疗成人深静脉血栓,以降低急性深静脉血栓形成后深静脉血栓复发和肺栓塞的风险;用于治疗具有一种或多种危险因素的成人非瓣膜性房颤,以降低卒中和全身性栓塞的风险。该类药物血浆半衰期长,极少引起出血,对多数患者而言不需监测(必要时可监测抗 Xa 因子的活性)。利伐沙班最常见的副作用就是出血,但其临床大出血的发生率相对较低;偶见过敏反应,如荨麻疹、皮炎等;可能会对肝、肾功能造成一定的影响,如引起肌酐、氨基转移酶水平升高等;比较少见的副作用有血管异常、血小板数目异常、凝血功能变化等。

1.3.3 溶栓药物

血栓在静脉和动脉中的成分不同,但主要成分均为红细胞、白细胞、血小板和纤维蛋白,其中纤维蛋白是这些成分的"框架",因此溶解纤维蛋白就可能溶解血栓。根据上市时间的先后和药物的特点,溶栓药物可分为以下三代。

(1)第一代溶栓药物

第一代溶栓药物(非特异性纤溶酶原激活剂)不具有纤维蛋白特异性,可导致系统性纤维蛋白(原)降解,易出现出血并发症,血管开通率偏低。其主要产品包括尿激酶(UK)和链激酶(SK)。

(2)第二代溶栓药物

第二代溶栓药物(特异性纤溶酶原激活剂)为组织型纤溶酶原激活剂。目前临床上应用的阿替普酶是采用基因工程技术制备的重组 tPA,对纤维蛋白具有特异性的亲和力,故可选择性地激活血凝块中的纤溶酶原,对循环内纤溶酶原的作用极小,即不会引起血浆纤维蛋白原减少。此外,tPA 还可抑制血小板聚集,使阿替普酶具有较强的局部溶栓作用。尽管阿替普酶已在全球范围内被广泛使用,但仍存在许多局限性。阿替普酶无抗原性,但半衰期短,需要持续静脉给药,不宜与其他药物混合使用。其副作用是出血,特别是颅内出血。

(3)第三代溶栓药物

第三代溶栓药物(阿替普酶突变体)为瑞替普酶,通过重组 DNA 技术获得。改构后的瑞替普酶有较强的特异性纤维蛋白溶解作用,与肝脏上清除受体结合的能力减弱,血浆半衰期显著延长,可直接静脉推注给药,使用更方便,但仍存在较高的脑出血发生率。

溶栓药物的疗效和安全性取决于一些关键因素,包括血管内血栓的特异性、药物的半衰期、药物对纤溶酶原激活的继发性抑制作用、药物对血脑屏障的影响及对脂质处理过程的影响等。

1.4　FGF - 21 的研究进展

1.4.1　FGF - 21 概述

FGF - 21 是一种多肽激素,FGF - 21 蛋白在人和小鼠体内分别由 209 个、210 个氨基酸组成,能够维持代谢平衡和能量稳态。FGF - 21 在多个靶器官中有不同的生物学功能,并有自分泌、旁分泌、内分泌等功能,其生物学本质是复杂的。FGF - 21 在肝脏中高表达,在其他组织(如骨骼肌、心脏、胰腺等)中低表达,主要参与调节机体的糖、脂代谢,有改善胰岛素抵抗、提高胰岛素敏感性、抗炎等生物学功能。FGF - 21 的生物学功能如图 1 - 6 所示。近年来,FGF - 21 作为降脂和降血糖的新靶点被广泛开发为治疗药物,包括蛋白类似物、聚乙二醇(PEG)衍生物、融合的双分子蛋白等。

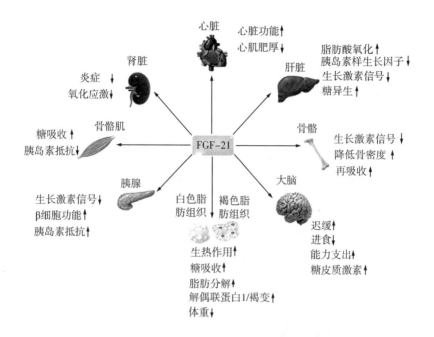

图 1-6   FGF-21 的生物学功能

1.4.2   FGF-21 受体

FGF-21 发挥生物学功能的机制非常复杂,它以极低的亲和力与 FGF 受体 (FGFR)结合,而有效的信号转导还需要与共受体 β-klotho 相互作用。β-klotho 结合于 FGF-21 的 C 端,FGFR 结合于 FGF-21 的 N 端,形成 FGFR/β-klotho 复合体。因此,FGF-21 两端的结构必须完整,才能有效、正确地进行信号转导。β-klotho 的表达对 FGF-21 的信号转导至关重要,是组织特异性的主要决定因素。在小鼠体内,β-klotho 在所有脂肪组织、肝脏、外分泌胰腺、内分泌胰腺,以及下丘脑的视交叉上核和室旁核中表达。所有已知的 β-klotho 表达位点都与 FGF-21 的作用位点有关。

FGF-21 能够激活多种 FGFR,包括血清型 FGFR1、FGFR2、FGFR3、FGFR4,FGFR1 与 FGF-21 的亲和力最高。FGF-21 的 C 端与 β-klotho 相互

作用,N 端与 FGFR1 的 D2、D3 免疫球蛋白样结构域相互作用。光漂白实验证明,β-klotho 和 FGFR1 在细胞膜上以 1∶1 的比例聚集,形成异源二聚体复合物。小鼠脂肪组织中 FGFR1 的缺失会削弱 FGF-21 的代谢药理作用,这表明 FGFR1 是 FGF-21 在体内优先结合的受体。

1.4.3 FGF-21 与肝脏

当 FGF-21 被确定为过氧化物酶体增殖激活受体 α(PPARα)的下游靶点后,肝脏就被确定为 FGF-21 潜在的作用靶点。PPARα 在禁食和生酮饮食过程中被脂肪酸激活,并调节脂肪酸的氧化。在实验中,FGF-21 缺陷小鼠对生酮饮食有非典型反应:体重增加,而不是减少;不增加能量消耗;形成大量的脂肪肝,这与脂肪酸氧化受损的结果一致。遗传性肥胖导致的脂肪肝与肝脏、血清中 FGF-21 的表达水平升高有关,推测是脂肪酸诱导 PPARα 的结果。相关研究表明:在蛋氨酸或亮氨酸饮食缺乏的小鼠体内,循环 FGF-21 的表达水平极高;在血浆丙氨酸缺乏的小鼠体内,循环 FGF-21 的表达水平升高;在生酮饮食中,蛋氨酸饮食缺乏是 FGF-21 表达水平升高的特定原因。

FGF-21 在肝脏中对蛋氨酸和胆碱缺乏(MCD)饮食的反应也起到重要作用。对于野生型小鼠,这种饮食通常会导致脂肪肝,并最终形成与非酒精性脂肪性肝炎一致的组织学表型。FGF-21 缺陷小鼠体内肝脏甘油三酯的积累显著加剧,这与炎症和纤维化的发生有关。FGF-21 缺陷小鼠的这种表型的形成部分是由于脂肪酸激活受损,氧化减少,以及参与脂肪酸摄取和二酰基甘油合成的基因表达增加。在标准致肥性或高脂肪饮食的 FGF-21 缺陷小鼠体内,与脂肪肝相关的炎症和纤维化表型减轻。此外,对 MCD 饮食的 FGF-21 缺陷小鼠进行药物治疗,可缓解表型,减少脂肪肝,使纤维化和炎症标志物水平趋于正常。

相关研究表明,肝脏 FGF-21 会对不同的饮食做出反应(例如在脂肪毒性饮食的情况下,外源性 FGF-21 会引发肝脏的抗炎反应),但 FGF-21 对肝脏的作用机制一直存在争议。肝细胞被认为是循环 FGF-21 的主要来源。相关研究表明,FGF-21 在肌肉和遗传性肥胖动物(ob/ob 动物)的肝脏中诱导蛋白激酶 B(Akt)磷酸化,抑制葡萄糖的产生,并提高胰岛素的敏感性。此外,FGF-21 能够诱导肌肉、肥胖动物肝脏中 FGFR 底物 2(FRS2)和胞外信号调节激酶 1/2(ERK1/2)的磷酸化,其过程和剂量反应与在脂肪组织中类似。在人肝癌 HepG2 细胞中,FGF-21 诱导 ERK1/2 磷酸化,并抑制载脂蛋白 a 的表达。在 HepG2 细胞中,FGF-21 是 SIRT 蛋白的下游因子。SIRT1 是一种组蛋白去乙酰化酶,在一定程度上调节小鼠对热量限制的适应性反应。用 SIRT1 激动剂白藜芦醇处理 HepG2 细胞,能诱导 FGF-21 表达和分泌,从而增强脂肪酸氧化。这种自分泌反应发生在封闭的体外系统中,这进一步证明 FGF-21 可能直接作用于肝细胞。

1.4.4　FGF-21 的生物学功能

1.4.4.1　FGF-21 与糖代谢

FGF-21 是一种多功能活性物质。已有大量体内实验和体外实验证明,FGF-21 是一种安全、可靠且不依赖胰岛素的糖代谢调节因子。FGF-21 主要通过以下 4 个方面调节血糖:(1)促进细胞中葡萄糖转运蛋白-1(GLUT-1)的表达,转运血液中的葡萄糖,促进肝糖原的合成;(2)抑制葡萄糖-6-磷酸酶(G-6-pase)和磷酸烯醇丙酮酸羧化激酶(PEPCK)等糖原异生关键酶的活性,从而抑制糖原异生;(3)通过激活 Akt 等信号通路,改善胰岛细胞的功能,有效缓解胰岛素抵抗,降低体内胰岛素水平,从而改善体内糖耐受微环境;(4)通过激活肝脏中的 PPARγ 辅激活因子-1α(PGC-1α),促进脂肪酸氧化,抑制脂质合成,降低血脂和肝脂,提高胰岛素敏感性。相较于胰岛素,FGF-21 具有作用持久、不引起低血糖、能显著改善体内胰岛素抵抗等优势。

1.4.4.2　FGF-21 与脂代谢

FGF-21 在脂肪细胞中首先被发现的作用是诱导不依赖胰岛素的 3T3L1

脂肪细胞摄取葡萄糖。FGF－21 对葡萄糖摄取的诱导依赖于 ERK1/2 信号通路和 Ets－1 基因的激活,从而促进 GLUT－1 的表达。相关研究人员发现,FGF－21 促进非肥胖小鼠白色脂肪组织(WAT)和棕色脂肪组织(BAT)对葡萄糖的摄取。这一发现表明,脂肪组织对 FGF－21 的不同反应取决于营养状况。人们对 FGF－21 在禁食生理反应过程中的作用提出一种假说,即在禁食情况下,FGF－21 诱导脂肪组织内的脂肪分解,释放脂质并储存,供后续利用。这一假说来源于早期对 FGF－21 的体内研究,而 FGF－21 在体外是小鼠和人类脂肪细胞的有效脂肪分解抑制因子。此外,快速给药 FGF－21 可有效降低循环中的非酯化脂肪酸(NEFA),而慢性给药 FGF－21 也可降低循环中的 NEFA。这些发现与"FGF－21 敲除小鼠禁食 24 h 后,脂肪组织脂肪分解活性更高"的发现一致。然而,也有研究表明,FGF－21 增加组织能量消耗和脂肪质量损失,显然必须激活脂肪分解,释放脂肪酸进行氧化代谢。因此,需要进一步研究 FGF－21 在调节脂肪组织脂肪分解中的确切生理作用。

脂联素是一种主要由脂肪细胞分泌、具有胰岛素增敏作用的脂肪细胞因子。对多种肥胖相关疾病而言,脂联素具有多种保护作用:可改善胰岛素敏感性,降低血压,减少心肌梗死、心肌病及动脉粥样硬化,减轻血脂异常、炎症反应,以及保护血管等。脂联素是 FGF－21 作用于脂肪细胞,改善全身胰岛素敏感性及葡萄糖稳态,进而发挥降糖作用的关键介质。有研究表明,FGF－21 可诱导和促进脂肪细胞中脂联素的表达及分泌;在脂联素基因敲除小鼠中,FGF－21 的代谢作用(包括其对血糖代谢及胰岛素敏感性的有益作用)均消失。脂联素也是 FGF－21 减轻脂肪肝、减少骨骼肌中脂质聚积的重要介质,是 FGF－21 在肝脏及骨骼肌中发挥代谢作用的关键介质。此外,FGF－21 还可通过促进脂联素的表达和抑制固醇调节元件结合蛋白－2(SREBP－2)的表达,抑制或延缓动脉粥样硬化:一方面,FGF－21 可通过诱导脂联素的分泌及表达促进血管平滑肌细胞的增殖、迁移,以及巨噬细胞摄取低密度脂蛋白(LDL);另一方面,FGF－21 可直接抑制肝脏中 SREBP－2 的表达,从而影响胆固醇的合成。

有研究表明,FGF－21 具有调节脂代谢的能力。饮食诱导的肥胖小鼠、ob/ob小鼠、自发性Ⅱ型糖尿病肥胖小鼠(db/db 小鼠)被长期注射 FGF－21 后,体重明显减轻;FGF－21 给药后,肥胖小鼠体内的甘油三酯、胆固醇、低密度脂蛋白水平降低,高密度胆固醇水平升高。FGF－21 主要通过以下几个方面调节脂代谢。

（1）减少脂类合成

FGF-21能减少肝脏中脂质的积累,同时抑制白色脂肪组织的脂解作用,降低循环中游离脂肪酸的浓度。在肝细胞中过表达FGF-21可以显著抑制脂肪酸诱导的SREBP-1c的转录和脂肪酸合成酶(FAS)的表达水平,从而抑制脂质进入肝脏。

（2）促进脂质氧化

FGF-21能激活AMPK活化蛋白激酶和SIRT1蛋白,这两种蛋白能促进与线粒体合成及脂肪酸氧化相关的基因的表达。

（3）调节脂质分解

研究人员发现,在正常进食时,与野生型小鼠相比,FGF-21敲除小鼠脂肪组织的脂解作用减弱,但在禁食24 h后,与野生型小鼠相比,FGF-21敲除小鼠脂肪组织的脂解作用显著增强。这说明,在不同的状态下,FGF-21对脂解的作用效果并不相同。在正常进食状态下,FGF-21能促进脂肪组织的脂解作用;在饥饿状态下,FGF-21能抑制脂肪组织的脂解作用。

1.4.4.3   FGF-21与炎症反应

有研究表明,很多慢性疾病(包括糖尿病、脂肪肝、心脑血管疾病等)都表现出炎症反应,而机体的持续炎症反应是导致慢性疾病并发症发展的重要原因。FGF-21可以通过Akt/GSK-3β信号通路抑制缺氧或复氧心肌细胞PAI-1和TNF-α的表达,这说明FGF-21的抗炎作用对心肌细胞有保护作用。FGF-21可以调节胰腺炎引起的炎症和损伤。与野生型小鼠相比,FGF-21缺陷小鼠的炎症和损伤程度更大,而过表达FGF-21小鼠的炎症和损伤得到显著缓解。在肝纤维化模型中,FGF-21能够通过抑制核因子-κB(NF-κB)信号通路减轻炎症反应,进而抑制炎症因子白介素-6(IL-6)、IL-1β、TNF-α的表达,即能够缓解肝纤维化疾病。此外,FGF-21还能够显著抑制类风湿关节炎动物模型体内的炎症反应,即能够缓解类风湿疾病。

1.4.4.4　FGF-21 与心脑血管疾病

近年来,FGF-21 在改善心脑血管疾病方面的突出能力受到广泛关注。目前的临床前研究和临床应用发现,血清中 FGF-21 的表达水平与心脑血管疾病密切相关,FGF-21 在动脉粥样硬化、冠心病、心肌缺血、肥厚型心肌病、糖尿病心肌病患者体内的表达水平升高。大量实验表明,外源性 FGF-21 对上述心脑血管疾病具有预防作用。脂代谢紊乱是引发心脑血管疾病的重要原因。有研究表明,FGF-21 对心脑血管疾病的预防作用可能缘于其对脂代谢的调节。C57BL/6J 小鼠心肌缺血后,肝脏和脂肪细胞中的 FGF-21 表达水平上升并分泌,进入循环,FGF-21 激活下游激酶(包括 PI3K、PKB 和 BAD),从而抑制心肌细胞凋亡。有研究表明,抑制 Akt、ERK1/2 和 AMPK 会破坏 FGF-21 对 Wistar 肥胖大鼠心肌缺血的预防作用,说明 FGF-21 通过这些激酶发挥心肌保护作用。长期注射 FGF-21 可预防糖尿病引起的冠状动脉疾病及纤维化,外源性 FGF-21 还可显著减少小鼠动脉粥样硬化斑块。进一步的机制研究表明,FGF-21 通过调节肝脏等器官、脂肪组织和血管的协同作用,抑制诱导动脉粥样硬化的基因的表达。

1.4.5　FGF-21 的安全性

在开发新药的过程中,药的安全性至关重要。大多数 FGF 具有广谱的促有丝分裂能力,但 FGF-21 既不能促进细胞增殖,也不能拮抗 FGF 家族其他成员的功能。有研究表明:恒河猴和小鼠被长期注射 FGF-21 后,体内所有组织均未出现增生情况;FGF-21 过表达的小鼠在整个生命进程中也未出现任何与正常小鼠不同的表现,体内未出现肿瘤等异常情况,且寿命明显延长。虽然 FGF-21 具有较强的降血糖作用,但与市场上主要的降血糖药物(胰岛素、PPARγ 激动剂、噻唑烷二酮类等)不同,后者在治疗时会产生一些副作用(如施用大剂量的胰岛素会导致低血糖,施用噻唑烷二酮类会导致肝功能损伤,等等),这些副作用在 FGF-21 的动物实验中均没有发生。

1.5　FGF-21 药物研发进展

虽然野生型 FGF-21 具有一定的生物学功能,但半衰期短、活性低。为了增强 FGF-21 的成药性,需要对 FGF-21 的基因进行优化和改造,即解决半衰期短、活性低等问题。LY2405319 是一种 FGF-21 类似物,经糖基化后,其半衰期显著延长,活性显著提高,具有降血糖、降血脂等生物学功能,且适合大规模生产。目前,研究人员致力于开发其他长效 FGF-21 类似物,包括 Fc-FGF-21 融合蛋白、与抗体共价偶联的 FGF-21 类似物、PEG 修饰的 FGF-21 类似物等。具有潜在治疗效用的 FGF-21 类似物见表 1-1。

表 1-1　具有潜在治疗效用的 FGF-21 类似物

名称	类型	特点
LY2405319	FGF-21 DHPIP, L118C, A134C, S167A	抗聚集 FGF-21 类似物,改善其物理稳定性,活性与天然小鼠和猴体内的 FGF-21 类似,半衰期为 1.5~3.0 h
Fc-FGF-21	Fc(IgG1)-FGF-21	能够长时间抗聚集及降解的 FGF-21 类似物,活性与天然小鼠和猴体内的 FGF-21 类似,半衰期为 12~30 h
PEG-FGF-21	PEG20 修饰的 FGF-21 类似物	PEG 修饰的 FGF-21 长效类似物,活性与天然小鼠体内的 FGF-21 类似
ARX-618 相关因子	PEG30 修饰的 FGF-21 类似物	FGF-21 长效类似物,活性与天然小鼠体内的 FGF-21 类似,在大鼠体内的半衰期为 22 h

续表

名称	类型	特点
FGF－21－PKE 连接蛋白	FGF－21－连接蛋白 融合蛋白	FGF－21 长效类似物,与天然小鼠体内FGF－21 的降血糖效果类似,在猴体内的半衰期为 96 h
CVX－343	FGF－21 与 IgG1k 共价结合抗体	FGF－21 长效类似物,与天然小鼠体内 FGF－21 的降血糖效果类似,在小鼠、大鼠和猴体内的半衰期为 28 ~ 65 h
mimAb1	对 KLB 有 高亲和力的 全人抗体	FGF－21 类似物,可特异性激活 FGFR1c/KLB 复合物,在猴体内的效果与 Fc－FGF－21 类似,但作用时间显著延长,在猴体内的半衰期 为 11 d
C3201－HSA	HSA 偶联 avimer 亚基,对 FGFR1c 和 KLB 有高亲和力	FGF－21 类似物,可特异性激活 FGFR1c/KLB 复合物,在猴体内的效果与 Fc－FGF－21 类似,但易产生抗体,作用时间短,在猴体内的 半衰期为 50 h
R1Mab	对 FGFR1c/b 有 高亲和力的 全人抗体	FGF－21 类似物,在缺少 KLB 时可特异性激活 FGFR1c/b,活性与小鼠和猴体内的 FGF－23 类似

1.6　本书的研究目的和创新点

血栓属于心脑血管疾病,全世界的心脑血管病患者人数多达几千万,血栓性疾病已成为重大的公共卫生问题。近年来,我国患有血栓性疾病的人数明显增加,且治疗后复发率较高,由血栓造成的梗死死亡率高达 30% 左右。当前的抗血栓药物(如阿司匹林、尿激酶、重组组织型纤溶酶原激活剂等)存在半衰期短、副作用大、价格昂贵等缺点,因此寻找安全性高、疗效好、经济实用的抗血栓药物具有重要的意义。

本书的研究目的是探究 FGF − 21 对血栓发生、发展的干预效果,明确 FGF −21 在血栓发生、发展过程中的作用机制。本书的创新点是首次发现 FGF −21 具有抗凝血作用,其机制可能是通过促进肝素的表达及活化,抑制 F Ⅶ 的表达与活化,以及抑制血小板活化;FGF −21 具有促进纤维蛋白溶解的作用,其机制可能是通过 ERK1/2 信号通路调节 tPA 的表达,通过 TGF − β(转化生长因子 − β)/Smad2 信号通路调节 PAI − 1 的表达;FGF −21 在血栓状态下具有抗炎作用,其机制可能是通过 IκB(核因子 − κB 抑制蛋白)α/NF − κB 信号通路调节炎症因子的表达;FGF −21 可以抑制 Caspase3 的表达进而保护内皮细胞。此外,本书首次揭示 FGF −21 是调节血栓平衡的重要细胞因子,为研究 FGF −21 的生物学功能开拓了崭新的方向,为 FGF −21 成为新型抗血栓药物提供了理论依据。

2 实验材料

2.1　细胞株和质粒

EA. hy 926 人脐静脉融合细胞株、pSUMO 质粒、*E. coli*（大肠杆菌）Rosetta（DE3）plysS。

2.2　实验动物

8 周龄雄性无特定病原体（SPF）级 ICR 小鼠（体重为 30 ~ 35 g）、雄性 SPF 级新西兰兔（体重为 2.5 ~ 3.0 kg）。

2.3　引物及干扰片段序列

（1）*FGF* - 21 基因引物如下：

上游:5′ - GGGTCTCTAGGTCACCCCATCCCTGACTCCAGT - 3′

下游:5′ - CGCGGATCCTCAGGAAGCGTAGCTGGGGCTTCGG - 3′

（2）在 GenBank 数据库中查找人源 *GAPDH*、*FⅦ*（鼠源和人源）、*CRP*（C 反应蛋白）、*TNF* - *α*、*IL* - 6、*tPA*、*PAI* - 1、*Caspase*3 基因序列,用 Primer Premier 5.0 软件设计实时聚合酶链反应（Real - time PCR）检测引物。

①*GAPDH*

上游:5′ - CTGGGCTACACTGAGCACC - 3′

下游:5′ - AAGTGGTCGTTGAGGGCAATG - 3′

②*FⅦ*（鼠源）

上游:5′ - AAAGGCGTGCCAACTCACTC - 3′

下游:5′ - CCTACGTTCTGACATGGATTCG - 3′

③*FⅦ*（人源）

上游:5′ - CGGACGTTCTCTGAGAGGAC - 3′

下游:5′ - GGCACGTTGAGGACCATGAG - 3′

④*CRP*

上游:5′ - GTCACAGTAGCTCCAGTACACA - 3′

下游:5′ - AAAGTTCCCACCGAAGGAATC - 3′

⑤*TNF - α*

上游:5′ - CCTCTCTCTAATCAGCCCTCTG - 3′

下游:5′ - GAGGACCTGGGAGTAGATGAG - 3′

⑥*IL - 6*

上游:5′ - ACTCACCTCTTCAGAACGAATTG - 3′

下游:5′ - CCATCTTTGGAAGGTTCAGGTTG - 3′

⑦*tPA*

上游:5′ - AGCGAGCCAAGGTGTTTCAA - 3′

下游:5′ - CTTCCCAGCAAATCCTTCGGG - 3′

⑧*PAI - 1*

上游:5′ - AGTGGACTTTTCAGAGGTGGA - 3′

下游:5′ - GCCGTTGAAGTAGAGGGCATT - 3′

⑨*Caspase*3

上游:5′ - GAAATTGTGGAATTGATGCGTGA - 3′

下游:5′ - CTACAACGATCCCCTCTGAAAAA - 3′

（3）β - klotho - siRNA 干扰片段的序列信息如下：

①β - klotho - siRNA - 1

上游:5′ - GGAGAUGGAAGAGCUAUAUTT - 3′

下游:5′ - AUAUAGCUCUUCCAUCUCCTT - 3′

②β - klotho - siRNA - 2

上游:5′ - CAUCCACACACACCUUAAATT - 3′

下游:5′ - UUUAAGGUGUGUGUGGAUGTT - 3′

③β – klotho – siRNA – 3

上游:5′ – CCAGGUGCUUCAAGCAAUAUU – 3′

下游:5′ – UAUUGCUUGAAGCACCUGGUU – 3′

④阴性对照

上游:5′ – UUCUCCGAACGUGUCACGUUU – 3′

下游:5′ – ACGUGACACGUUCGGAGAAUU – 3′

2.4　生化试剂

卡拉胶、脂多糖(LPS)、$FeCl_3$、异丙基硫代 – β – D – 半乳糖苷(IPTG)、牛血清白蛋白(BSA)、*Taq* DNA 聚合酶、DNA Marker、脱氧核糖核苷三磷酸(dNTP)混合物、Oligo(dT)$_{18}$、焦碳酸二乙酯(DEPC)、丙烯酰胺、甲叉双丙烯酰胺、四甲基乙二胺(TEMED)、过硫酸铵、二硫苏糖醇(DTT)、考马斯亮蓝 R – 250、蛋白质印迹法(Western blotting)胶片、DMEM 培养基、胎牛血清、质粒提取试剂盒、反转录酶 M – MuLV、RNA 酶抑制剂、RNA 酶 A、兔抗 Caspase3 抗体、兔抗 NF – κB p65 多克隆抗体、鼠抗 Lamin B1 抗体、兔抗 IκBα 单克隆抗体、兔抗 pIκBα 单克隆抗体、兔抗 TGF – β 单克隆抗体、兔抗 Smad2 单克隆抗体、兔抗 pSmad2 单克隆抗体、兔抗 β – actin 单克隆抗体、兔抗 ERK1/2 单克隆抗体、兔抗 pERK1/2 单克隆抗体、三羟甲基氨基甲烷(Trizol)试剂、辣根过氧化物酶(HRP) – 羊抗兔抗体、HRP – 羊抗鼠抗体、Western blotting 细胞蛋白裂解液(IP 裂解液)、蛋白定量试剂盒、细胞核蛋白提取试剂盒、肝素酶联免疫吸附测定(ELISA)试剂盒、肝素活性 ELISA 试剂盒、CRP ELISA 试剂盒、IL – 6 ELISA 试剂盒、TNF – α ELISA 试剂盒、F Ⅶ ELISA 试剂盒、F Ⅶa ELISA 试剂盒、tPA ELISA 试剂盒、tPA 活性 ELISA 试剂盒、PAI – 1 ELISA 试剂盒、PAI – 1 活性 ELISA 试剂盒、D – 二聚体 ELISA 试剂盒、异硫氰酸荧光素(FITC)标记的 CD41 抗鼠抗体、藻红蛋白(PE)标记的 CD62P 抗鼠抗体,其他试剂为分析纯。

2.5 主要仪器和设备

凝胶照相系统、漩涡振荡器、双层大容量恒温摇床、电子天平、低温循环水浴锅、金属浴连接仪、高压灭菌锅、颗粒制冰机、紫外分光光度计、荧光定量 PCR 仪、冻干机、超净工作台、中空纤维式膜分离器、-80 ℃超低温冰箱、酶标仪、超声波破碎仪、台式低温低速离心机、台式离心机、蛋白纯化系统、CO_2 恒温培养箱、4 ℃冷藏冰箱、721 分光光度计、超纯水系统、倒置荧光显微镜、台式低温高速离心机、PCR 仪、pH 计、低温冰箱、血糖检测仪及检测试纸、石蜡切片机、光学相干断层成像(OCT)机、数字减影血管造影(DSA)机。

3 实验方法

3.1　FGF－21 重组质粒的构建

(1)在 GenBank 数据库中查找鼠源 *FGF－21*(*mFGF－21*)基因序列,用 Primer Premier 5.0 软件设计引物,上游引物引入 *Bsa*Ⅰ酶切位点,下游引物引入 *Bam*HⅠ酶切位点。取小鼠肝脏组织,将 RNA 反转录成 cDNA,以 cDNA 为模板,运用 PCR 技术获得 *mFGF－21* 基因。PCR 扩增程序:95 ℃预变性 5 min, "变性(95 ℃,30 s)—退火(56 ℃,30 s)—延伸(72 ℃,45 s)"循环 25 次,72 ℃ 延伸 10 min。

(2)将 PCR 产物在琼脂糖凝胶(1%)上进行电泳,切下目的片段(约 550 bp),参照胶回收试剂盒的说明书对目的片段进行回收。将胶回收的 *mFGF－21* 片段连接到 pMD19－T 载体上,转化到 *E. coli* DH5α 中扩增。

(3)挑取酶切鉴定正确的阳性克隆进行序列测定(简称"测序"),用 DNAMAN 软件进行序列分析。

(4)将测序结果正确的 pMD19－T－mFGF－21 质粒经 *Bsa*Ⅰ和 *Bam*HⅠ双酶切,回收酶切后的产物,将其与 SUMO 载体双酶切后的产物进行连接,将连接产物转化到 *E. coli* DH5α 中扩增。

(5)随机挑选单克隆,经酶切和测序鉴定后,保存正确的表达质粒(pSUMO－mFGF－21)。

3.2　FGF-21 蛋白的制备及活性检测

3.2.1　*E. coli* **Rosetta**(DE3)**plysS** 感受态细胞的制备

用 CaCl$_2$ 法制备 *E. coli* Rosetta(DE3)plysS 感受态细胞(以下简称"感受态细胞"),具体操作方法如下:

(1)挑取 LB 固体培养基上的 *E. coli* Rosetta(DE3)plysS 单菌落,接种到 LB 液体培养基中,37 ℃培养 16 h。

(2)取 1 mL 菌液接种到 100 mL LB 液体培养基中,在 37 ℃、230 r/min 双层大容量恒温摇床中培养至 OD$_{600}$(在 600 nm 波长下测定的光密度值)为 0.4~0.6。

(3)将培养好的菌液冰浴 30 min,缓慢摇匀,保证充分冷却。

(4)4 ℃、4 000 r/min 离心 5 min,弃上清液。

(5)加入预冷的 CaCl$_2$ 溶液(0.1 mol/L)20 mL,使细胞轻轻悬浮。

(6)4 ℃、4 000 r/min 离心 5 min,弃上清液。

(7)加入预冷的 CaCl$_2$ 溶液(0.1 mol/L)10 mL,使细胞轻轻悬浮。

(8)4 ℃、4 000 r/min 离心 5 min,弃上清液。

(9)加入预冷的 CaCl$_2$ 溶液(0.1 mol/L)2 mL,使细胞轻轻悬浮,每 100 μL 分装到一个微型离心管中,并在各管中加入冷冻保护剂(浓度为 15%~20% 的甘油),超低温冷冻储存备用。

注:步骤(3)~(9)在超净工作台及冰上操作。

3.2.2　pSUMO-mFGF-21 重组质粒的转化

本书采用热激法将重组质粒转化到感受态细胞中,具体操作方法如下:

（1）将制备好的感受态细胞置于冰上直至融化。

（2）每 100 μL 感受态细胞中加入约 10 ng pSUMO - mFGF - 21 重组质粒，另取 2 管感受态细胞分别加入标准质粒（阳性对照）及不加任何质粒（阴性对照），用微量移液器轻轻混匀，冰浴 30 min。

（3）在 42 ℃ 恒温水浴锅中热激 90 s，然后冰浴 3 min。

（4）每管加入 200 μL LB 液体培养基，在 37 ℃ 双层大容量恒温摇床中温和摇动 1 h。

（5）取 200 μL 菌液均匀涂布于 LB 固体培养基（含有 100 μg/mL 氨苄青霉素）上，将不加质粒的感受态细胞液涂布于含有 100 μg/mL 氨苄青霉素及无氨苄青霉素的 LB 固体培养基上作为对照。

（6）倒置培养皿，于 37 ℃ 培养 12 ~ 16 h。

3.2.3 SUMO - mFGF - 21 融合蛋白的表达

（1）将鉴定好的 *E. coli* Rosetta（DE3）plysS 表达菌平板划线，过夜培养，挑取 *E. coli* Rosetta（DE3）plysS 单菌落，接种到 20 mL LB 液体培养基（含有 100 μg/mL 氨苄青霉素）中，37 ℃ 振荡培养过夜。

（2）次日取上述培养物以 1∶100 的比例接种到 LB 液体培养基（含有 100 μg/mL 氨苄青霉素）中，37 ℃ 振荡培养 2 ~ 3 h，当 OD_{600} 为 0.4 ~ 0.6 时，加入 IPTG 至终浓度为 0.25 mmol/L，30 ℃ 振荡培养 6 h。

（3）取菌液加入 1.5 mL 微型离心管中，室温 12 000 r/min 离心 1 min，弃上清液，收集沉淀。

（4）将沉淀重悬于 100 μL 预冷的磷酸盐缓冲液（PBS，pH = 7.4）中。

（5）超声波破碎后，12 000 r/min 离心 10 min，取上清液。

（6）加入等体积的 2 × 十二烷基硫酸钠（SDS）点样缓冲液（含 DTT），100 ℃ 煮沸 5 min。

（7）取 20 μL 样品进行 SDS - 聚丙烯酰胺凝胶电泳（PAGE），经考马斯亮蓝 R - 250 染色、甲醇 - 乙酸脱色后观察结果。

3.2.4 FGF-21蛋白的纯化

采用亲和层析法对FGF-21蛋白进行纯化,具体操作方法如下:

(1)将收集的菌体进行超声波破碎,4 ℃、12 000 r/min 离心 30 min,取上清液。

(2)用中空纤维式膜分离器对上清液进行澄清,获得澄清液。

(3)用亲和层析柱对澄清液进行亲和层析,当样品与亲和层析柱完全结合后,用 10 倍于亲和层析柱体积的结合缓冲液(含有 40 mmol/L 咪唑)冲洗蛋白。

(4)当紫外光谱图的曲线为稳定基线时,用 5 倍于亲和层析柱体积的洗脱缓冲液(含有 500 mmol/L 咪唑)一步洗脱融合蛋白,收集洗脱峰。

(5)用脱盐层析柱将洗脱的融合蛋白置换到 PBS(pH = 7.0)中,收集脱盐峰。

(6)将 SUMO 蛋白酶和终浓度为 2 mmol/L 的 DTT 加入收集的融合蛋白中,4 ℃过夜酶切。

(7)用亲和层析柱对酶切后的蛋白收集液进行二次亲和层析,收集流穿峰。

(8)用脱盐层析柱对流穿峰进行脱盐,将蛋白置换到 PBS 中,收集脱盐峰。

(9)对所有流出液均取样进行 SDS-PAGE,经考马斯亮蓝 R-250 染色、甲醇-乙酸脱色后观察结果。

3.2.5 FGF-21体外活性检测

本书用 HepG2 细胞对 FGF-21 的活性进行检测。将复苏后的 HepG2 细胞接种到 96 孔板中,当细胞汇合成单层时,更换无血清培养基,使细胞饥饿 12 h,分别用不同浓度(10 nmol/L、100 nmol/L 和 1 000 nmol/L)的 FGF-21 蛋白处理细胞,每个浓度设 3 个重复孔;用葡萄糖氧化酶-过氧化物酶(GOD-POD)法检测培养基中残留的葡萄糖浓度,向 200 μL 葡萄糖检测液中加入 2 μL 培养基上清液,每孔重复检测 3 次;37 ℃反应 5~10 min,用酶标仪在 500 nm 波长下测定 OD 值,并运用统计学分析实验结果。

计算培养基中残留的葡萄糖浓度 C,公式为

$$C = (OD_{样品}/OD_{标准}) \times 5.55$$

计算细胞葡萄糖消耗率,公式为

$$细胞葡萄糖消耗率 = \left[(C_{空白葡萄糖} - C_{给药葡萄糖})/C_{空白葡萄糖} \right] \times 100\%$$

3.3 血栓动物模型的建立

3.3.1 兔颈总动脉血栓模型

雄性 SPF 级新西兰兔被随机分为正常对照组、模型组、FGF – 21 预防组、FGF – 21 治疗组,每组 5 只。FGF – 21 预防组于造模前 3 天给药,通过兔耳缘静脉注射 FGF – 21,剂量为 10 mg/kg,每天给药 1 次;模型组注射相同体积的生理盐水;FGF – 21 治疗组于造模后给药,剂量为 10 mg/kg,给药后进行检测。

制备兔颈总动脉血栓模型的方法如下:

(1)在兔耳缘静脉建立静脉通道,注入麻醉剂舒泰(10 mg/kg)。待达到适宜的麻醉效果后,将兔呈仰卧位固定于小型动物解剖台上,将气管环状软骨两侧脱毛,用 1% 碘酒消毒,再用 75% 乙醇脱碘,常规铺巾。

(2)将气管环状软骨正中切口,充分暴露出气管,于气管右侧找到颈动脉鞘,分离颈动脉鞘,充分暴露出右侧颈总动脉。

(3)将自制塑料垫片(2 cm ×2 cm)置于分离出的颈总动脉下方,用来分隔血管与周围组织,防止周围组织被腐蚀。将含有 20% FeCl₃ 溶液的滤纸(1 cm × 1 cm)置于塑料垫片上,外敷于兔颈总动脉外膜上,10 min 后移走滤纸,进行检测。

3.3.2　小鼠尾部血栓模型

向 45 只 8 周龄雄性 SPF 级 ICR 小鼠腹腔注射卡拉胶,剂量为 3 mg/kg,16 h 后经尾静脉注射 LPS,剂量为 50 μg/kg,以诱发血栓形成。将造模成功的小鼠随机分为模型组、低剂量 FGF-21 治疗组(5 mg/kg)和高剂量 FGF-21 治疗组(10 mg/kg),每组 15 只。除模型组外,对 FGF-21 治疗组小鼠在注射 LPS 24 h 后开始腹腔注射 FGF-21,每天注射 1 次,注射 7 天。另取 15 只小鼠作为正常对照组,对正常对照组和模型组中的小鼠每天注射等体积的生理盐水。各组小鼠于注射 7 天后处死,取小鼠血清、肝脏和尾部组织。

3.4　FGF-21 抗血栓效果分析

3.4.1　DSA 检测兔颈总动脉

在 DSA 机上进行 DSA 检测。通过耳缘静脉麻醉兔,将兔置仰卧位,常规剪毛、消毒、铺巾,于腹股沟沿血管走向切开皮肤,游离股动脉鞘,用镊子分离出股动脉,用血管钳托起并固定股动脉,用 18G 穿刺针穿刺股动脉,由交换导丝置入 4F 导管鞘,引入 1.8F 微导管,置导管头于主动脉弓中进行造影,推注造影液,获取影像结果。

3.4.2　OCT 检测兔颈总动脉

对病变部位进行 OCT 检测。通过耳缘静脉麻醉兔,直视下以 21G 穿刺针实施颈总动脉穿刺术。穿刺成功后,在导引钢丝及扩张管的辅助下插入 4F 鞘管,固定,插入 OCT 导管,通过鞘管向颈总动脉内注射含肝素的生理盐水,冲洗、置换管腔内的血液。OCT 检测病变部位及相应的参考部位,参考部位取自距病变部位 10 mm 内远端及近端的血管段。回放录像,由 2 名观察者双盲对 OCT 检测结果进行分析,测量管腔面积、血流面积和血栓长度。血栓面积、血栓体积和血栓负荷的计算公式为

$$血栓面积 = 管腔面积 - 血流面积$$

$$血栓体积 = 平均血栓面积 \times 血栓长度$$

$$血栓负荷 = 平均血栓面积 / 平均管腔面积 \times 100\%$$

3.4.3 小鼠尾部组织病理分析

各组小鼠处死后,取尾部组织制作切片,具体操作方法如下:

(1)取材

小鼠处死后,取尾部组织。

(2)固定与修块

将尾部组织置于 4% 多聚甲醛固定液中固定 48 h,然后用刀片将组织修剪成 3~5 mm 的组织块。

(3)乙醇梯度脱水

将组织块置于 30%、50%、70%、80%、90%、95%、100% 乙醇中各浸泡30 min,根据所取组织块自行确定脱水时间。

(4)透明

将脱水后的组织块置于 100% 乙醇 + 二甲苯混合液(乙醇和二甲苯的体积比为 1∶1)中浸泡 20 min,然后置于 100% 二甲苯溶液中浸泡 30~40 min,直至组织块透明。

（5）石蜡的处理

将新的石蜡放入 60 ℃ CO_2 恒温培养箱中，使石蜡融化，在室温下放置至凝固，包埋前放入 CO_2 恒温培养箱中融化。反复融凝的石蜡韧性好，包埋效果好。

（6）浸蜡

将透明好的组织块浸入石蜡（浸蜡）30 min，浸蜡需要在 60 ℃ CO_2 恒温培养箱中进行。

（7）包埋与修块

将融化的石蜡倒入包埋盒，用镊子去除石蜡中的气泡，用镊子迅速将组织块放入包埋盒中，石蜡完全凝固后取出，用刀片修整，使整个蜡块呈梯形。

（8）切片与展片

用石蜡切片机切片，将切下的蜡带放在展片台上，用刀片切大小适宜的蜡带，放在玻片上展平，并放入 37 ℃ CO_2 恒温培养箱中烘干。

（9）脱蜡

将切片置于 100% 二甲苯溶液以及 100% 乙醇 + 二甲苯混合液（乙醇和二甲苯的体积比为 1∶1）中各 5 min，然后乙醇梯度复水，将切片置于 90%、80%、70%、50% 蒸馏水中各浸泡 5 min。

（10）苏木精-伊红（HE）染色

①用苏木精染色 30 s；②用自来水冲洗 1 min；③用伊红染色（着色即可）10 s；④用蒸馏水冲洗 1 min。

（11）封固

用树胶封固，在显微镜下观察。

3.5 FGF-21 对小鼠体内凝血相关因子的影响

3.5.1 ELISA 检测小鼠血清中肝素的含量及活性

取各组小鼠的血清 40 μL,然后加入 160 μL 标本稀释液,制成待测样品稀释液。参照 ELISA 检测试剂盒的说明书进行操作,具体操作方法如下:

(1)创建标准曲线

设置 8 个梯度孔,每个孔中加入 100 μL PBS,向第 1 个孔中加入 100 μL 标准品,混匀,从中取出 100 μL 加入第 2 个孔中。如此反复地倍比稀释,最后从第 8 个孔中吸出 100 μL 弃去,使每个孔中的溶液体积都为 100 μL。

(2)点样

分别设定空白孔、待测样品孔。在待测样品孔中先加入待测样品稀释液 40 μL,然后加入待测样品 10 μL,轻轻晃动混匀,每个样品设置 3 个复孔。

(3)温育

用封板膜封板后置于 37 ℃ CO_2 恒温培养箱中温育 30 min。

(4)洗板

每孔加入 200 μL 磷酸盐吐温缓冲液(PBST)洗涤,轻微振荡 1 min,洗涤 5 次。

(5)加酶

每孔加入羊抗鼠 HRP 标记的二抗 100 μL(1∶7 500),置于 37 ℃ CO_2 恒温培养箱中温育 30 min。

(6)洗板

加入 200 μL PBST 洗涤,轻微振荡 1 min,洗涤 5 次。

(7)显色

每孔加入 100 μL 底物液,37 ℃ 避光反应 5~10 min。

（8）终止

每孔加入 50 μL 终止液混匀。

（9）测定

以空白调零，用 450 nm 波长依序测定各孔的 OD 值。测定应在加终止液后 15 min 内进行。

3.5.2 ELISA 检测小鼠血清中 FVII 及 FVIIa 的表达水平

取各组小鼠的血清 40 μL，然后加入 160 μL 标本稀释液，制成待测样品稀释液。参照 ELISA 检测试剂盒的说明书进行操作，具体操作方法见 3.5.1 节。

3.6 FGF-21 对小鼠血小板的影响

3.6.1 流式细胞仪检测小鼠血小板活化

（1）样本采集

将枸橼酸钠抗凝管顺序编号，从小鼠心脏采血后注入枸橼酸钠抗凝管，操作过程中注意减少人工激活血小板。

（2）血小板体外活化

向试管中加入终浓度为 0.2 μmol/L 的 ADP 和 450 μL 抗凝全血，轻轻混匀，于 37 ℃ CO_2 恒温培养箱中温育 5 min，立即荧光染色。

（3）荧光染色

分别向对照管（血样未经 ADP 活化）和实验管（血样经 ADP 活化）中加入血标本 5 μL、抗体 10 μL，轻轻混匀，室温避光孵育 20 min，分别向各管中加入预冷的 PBS，在 24 h 内进行流式检测。

3.6.2 ELISA 检测小鼠血清中可溶性 P – 选择素的表达水平

取各组小鼠的血清 40 μL,然后加入 160 μL 标本稀释液,制成待测样品稀释液。参照 ELISA 检测试剂盒的说明书进行操作,具体操作方法见 3.5.1 节。

3.7　FGF – 21 对小鼠纤维蛋白溶解相关因子的影响

3.7.1　ELISA 检测小鼠血清中 D – 二聚体含量

取各组小鼠的血清 40 μL,然后加入 160 μL 标本稀释液,制成待测样品稀释液。参照 ELISA 检测试剂盒的说明书进行操作,具体操作方法见 3.5.1 节。

3.7.2　ELISA 检测小鼠血清中 tPA 和 PAI –1 的表达水平及活性

取各组小鼠的血清 40 μL,然后加入 160 μL 标本稀释液,制成待测样品稀释液。参照 ELISA 检测试剂盒的说明书进行操作,具体操作方法见 3.5.1 节。

3.7.3 Western blotting 检测小鼠 ERK1/2 通路

3.7.3.1 组织总蛋白的提取

从液氮罐中取出血管组织,用 IP 裂解液对组织蛋白进行提取,具体操作方法如下:

(1)向 2 mL 研磨管中加入 1 mL IP 裂解液,在使用前数分钟内加入蛋白酶抑制剂苯甲基磺酰氟(PMSF),以及磷酸酶抑制剂氟化钠和正钒酸钠,使它们的最终浓度为 1 mmol/L。

(2)将 100 mg 组织放入研磨管中,匀浆。

(3) 4 ℃、12 000 r/min 离心 10 min。

(4)取上清液,用 BCA 蛋白浓度测定试剂盒测定所提取蛋白样品的浓度。

(5)向蛋白提取液中加入 4×SDS 点样缓冲液,沸水浴 10 min。

(6)根据蛋白样品的浓度确定点样量。

3.7.3.2 组织核蛋白的提取

从液氮罐中取出血管组织,用细胞核蛋白与细胞质蛋白抽提试剂盒提取组织核蛋白,具体操作方法如下:

(1)将细胞质蛋白抽提试剂 A 和 B 按照 20:1 的比例混合,并加入 PMSF 至最终浓度为 1 mmol/L,配制成组织匀浆液。

(2)取 60 mg 血管组织,加入 200 μL 组织匀浆液,用匀浆机匀浆。

(3)漩涡高速剧烈振荡 5 s,4 ℃、12 000 ~ 16 000 r/min 离心 5 min。

(4)弃上清液,加入 50 μL 添加 PMSF 的细胞核蛋白抽提试剂,重悬沉淀。

(5)漩涡高速剧烈振荡 15 ~ 30 s,使沉淀的细胞完全悬浮并分散开,然后冰浴,之后每 1 ~ 2 min 高速剧烈振荡 15 ~ 30 s,如此共 30 min 后, 4 ℃、16 000 r/min 离心 10 min。

(6)立即将上清液移入预冷的微型离心管中,即得到抽提的细胞核蛋白。

(7)用 BCA 蛋白浓度测定试剂盒测定所提取蛋白样品的浓度。

(8)向蛋白提取液中加入 4×SDS 点样缓冲液,沸水浴 10 min。

(9)根据蛋白样品的浓度确定点样量。

3.7.3.3　Western blotting 检测小鼠 ERK1/2 磷酸化

(1)准备蛋白样品。

(2)进行 SDS－PAGE,分离样品。

(3)转膜:转膜电流为 200 mA,根据目的蛋白的大小确定转膜时间。

(4)转膜完毕后,立即把蛋白膜放到预先准备好的 Western 洗涤液中,洗去膜上的转膜液,之后将膜放到用 PBS 配制的 5% 脱脂奶粉中封闭 2 h。

(5)一抗孵育:用 PBS 配制的 5% 脱脂奶粉稀释一抗,于 4 ℃ 缓慢摇动孵育,过夜。

(6)一抗孵育完毕后,用 PBST 洗膜,每次 10 min,洗涤 3 次。

(7)二抗孵育:用 PBS 配制的 5% 脱脂奶粉稀释 HRP 标记的二抗,用 37 ℃ 双层大容量恒温摇床摇动孵育 1 h。

(8)二抗孵育完毕后,用 PBST 洗膜,每次 10 min,洗涤 3 次。

(9)蛋白检测:将 ECL 发光液加至膜表面,在暗室进行曝光。

(10)图片分析:扫描胶片,用 ImageJ 软件分析条带灰度。

3.7.4　Western blotting 检测小鼠 TGF－β 通路

分别对各组小鼠血管组织中 TGF－β、Smad2 的表达水平和 Smad2 的磷酸化水平进行 Western blotting 检测,具体操作方法参照 3.7.3.3 节。一抗为兔抗 TGF－β 单克隆抗体、兔抗 Smad2 单克隆抗体、兔抗 pSmad2 单克隆抗体;二抗为兔抗 β－actin 单克隆抗体。一抗使用时均 1∶1 000 稀释;二抗使用时均 1∶7 500 稀释。

3.8　FGF −21 对小鼠炎症相关因子的影响

3.8.1　ELISA 检测小鼠血清中 CRP、TNF −α 和 IL −6 的表达水平

取各组小鼠的血清 40 μL,然后加入 160 μL 标本稀释液,制成待测样品稀释液。参照 ELISA 检测试剂盒的说明书进行操作,具体操作方法见 3.5.1 节。

3.8.2　Western blotting 检测小鼠 IκBα 表达水平、磷酸化水平和 NF −κB 核积累量

分别对各组小鼠血管组织中 IκBα 的表达水平、磷酸化水平和 NF −κB 的核积累量进行 Western blotting 检测,方法参照 3.7.3.3 节。一抗为兔抗 IκBα 单克隆抗体、兔抗 pIκBα 单克隆抗体、兔抗 NF −κB p65 多克隆抗体;二抗为鼠抗 Lamin B1 抗体。一抗使用时均 1:1 000 稀释;二抗使用时均 1:5 000 稀释。

3.9　LPS 诱导 EA. hy 926 细胞炎性损伤模型的建立

3.9.1　EA. hy 926 细胞的培养

（1）对细胞培养间进行常规灭菌消毒，紫外线照射 30 min 以上。

（2）预热培养液：将配制好的培养基（DMEM + 10% FBS）、PBS 和胰蛋白酶等溶液置于 37 ℃水浴锅中预热 20 min 备用。

（3）从液氮罐中取出 EA. hy 926 细胞冻存管，迅速将冻存管放到已经预热的 37 ℃水浴锅中解冻，并不断摇晃，使冻存液迅速融化，待完全融化后取出，用酒精棉球擦拭冻存管外壁，再拿到超净工作台上。

（4）平衡离心：1 800 r/min 离心 3 min。

（5）制备细胞悬液：将离心后的上清液弃掉，用培养液轻轻悬起沉淀细胞，吸取细胞悬液，置于 5 mL 细胞培养瓶中，加入培养液调整细胞浓度（以每毫升 5×10^5 个为宜），轻晃混匀，将细胞培养瓶放入 CO_2 浓度为 5% 的 37 ℃ CO_2 恒温培养箱中培养。

（6）观察细胞的生长状态，待细胞汇合度达到 90% 左右时，对细胞进行传代。

（7）对细胞培养间进行常规灭菌消毒，紫外线照射 30 min 以上。将培养基置于 37 ℃水浴锅中预热 20 min 备用。

（8）取出要传代的细胞的培养瓶，用 PBS 清洗，加入 1 mL 0.25% 的胰酶溶液，于 37 ℃消化 3 min，加入培养液终止胰酶的消化作用，并用培养液冲洗培养瓶底未脱落的细胞，将细胞转移至 15 mL 微型离心管中，1 800 r/min 离心 5 min。

（9）弃上清液，加入新鲜培养基，接种到培养瓶中，在 CO_2 浓度为 5% 的 CO_2

37 ℃恒温培养箱中培养。

（10）待细胞汇合度达到 70%~80% 时开始进行实验。

3.9.2　LPS 刺激浓度的确定

LPS 可激活机体炎症反应,LPS 浓度越高,其对 EA. hy 926 细胞的损伤作用越强,但是过高浓度的 LPS 容易引起细胞凋亡,因此选用合适剂量的 LPS 对 EA. hy 926 细胞进行处理显得十分重要。本书用不同 LPS 处理剂量、不同处理时间,采用噻唑蓝(MTT)法检测细胞的存活率。

（1）将 EA. hy 926 细胞悬液接种于 96 孔板中,当细胞汇合度达到 70%~80% 时,加入不同浓度(10 μg/mL、100 μg/mL 和 1 000 μg/mL)的 LPS,在 CO_2 浓度为 5% 的 37 ℃ CO_2 恒温培养箱中培养不同时间(3 h、6 h、12 h 和 24 h),另设单加培养液组作为空白对照组。

（2）采用 MTT 法对不同培养浓度、不同培养时间下的细胞进行检测。

（3）每孔加入终浓度为 5 mg/mL 的 MTT 溶液 20 μL,继续培养 4 h 后终止培养。

（4）弃去孔内上清液,每孔加入 150 μL 二甲基亚砜(DMSO),将其放在双层大容量恒温摇床上振荡 10 min,使结晶物充分溶解,在 490 nm 波长下测定各组 OD 值。

3.9.3　FGF -21 处理 EA. hy 926 细胞

EA. hy 926 细胞分为正常对照组、LPS 单独处理组、LPS 和低剂量 FGF -21 共处理组,以及 LPS 和高剂量 FGF -21 共处理组。将各组 EA. hy 926 细胞接种于 6 孔板中,待细胞汇合度达到 70%~80% 时,更换无血清培养液,饥饿培养 24 h。建立 LPS 诱导 EA. hy 926 细胞炎性损伤模型,除正常对照组外,其余各组均加入 LPS(1 000 μg/mL),LPS 和低剂量 FGF -21 共处理组以及 LPS 和高剂量 FGF -21 共处理组分别加入 FGF -21 蛋白,至终浓度分别为 0.1 μmol/L 和

1.0 μmol/L,正常对照组加入相同体积的 PBS,继续培养 12 h。

3.9.4 β-klotho 干扰片段的转染

用 DEPC 水配制 20 μmol/L Oligo RNA 溶液,脂质体转染细胞的具体方法如下:

(1)转染前一天,将 EA. hy 926 细胞以适当的密度接种于 6 孔板中,使转染时细胞的汇合度达到 50%。

(2)稀释转染试剂:用 250 μL Opti-MEM 稀释 5 μL Lipofectamin 3000,轻轻混合后置于室温孵育 5 min。

(3)稀释 siRNA:用 250 μL Opti-MEM 稀释 100 pM 干扰片段,轻轻混合后置于室温孵育 5 min。

(4)制备混合液:将稀释的 Lipofectamin 3000 与稀释的干扰片段轻轻混合,室温静置 20 min,制备 Lipofectamin 3000-siRNA 混合液。

(5)在静置期间,将待转染的细胞用 PBS 清洗 2 遍,每孔加入 1.5 mL Opti-MEM。

(6)将 Lipofectamin 3000-siRNA 混合液加入细胞培养基中,轻轻摇晃 6 孔板,使之混合。

(7)将 6 孔板置于 37 ℃ CO_2 恒温培养箱中培养 4~6 h,用倒置荧光显微镜和流式细胞仪检测转染效率,并更换无抗生素且含血清的正常培养液。

(8)培养 24 h 后,收集样品进行 Real-time PCR、ELISA、Western blotting 检测。

3.9.5 β-klotho 最佳干扰片段与干扰时间的筛选

在合成的 3 条 β-klotho 干扰片段中筛选出 1 条最佳干扰片段。每条干扰片段分别转染 12 h、24 h、48 h 后收集样品,Real-time PCR 检测 3 条干扰片段在不同时间点的抑制效果,干扰片段序列信息见 2.3 节。

3.10 FGF-21 对 EA. hy 926 细胞炎症相关因子的影响

3.10.1 Real-time PCR 检测 EA. hy 926 细胞 CRP、TNF-α、IL-6 的表达水平

3.10.1.1 Trizol 法提取总 RNA

细胞培养结束后提取 RNA,具体方法如下:

(1)弃去培养液,用预冷的 PBS 洗涤细胞 3 次。

(2)选择 6 孔板中 3 个孔的细胞,用 1 mL Trizol 试剂收集在一个预冷的 1.5 mL 微型离心管中[样品收集和 RNA 提取过程中使用的枪头及微型离心管均不含 RNA 酶(RNase-free)],12 000 r/min、4 ℃离心 10 min。

(3)小心吸取上清液,将其转移至新的预冷的 1.5 mL 微型离心管中,加入 200 μL 酚-氯仿(酚:氯仿 = 1:4),用力振摇 30 s,在冰上放置 5 min。

(4)12 000 r/min、4 ℃离心 10 min,重复一次上述 3 个步骤。

(5)小心吸取上清液,将其转移至新的预冷的 1.5 mL 微型离心管中,加入等体积的异丙醇,在冰上放置 10 min。

(6)12 000 r/min、4 ℃离心 10 min。

(7)弃上清液,加入 1 mL 75%的乙醇,将沉淀轻轻悬起,12 000 r/min、4 ℃离心 5 min。

(8)弃上清液,待乙醇挥发完全,加入 30 μL DEPC 水溶解沉淀。

(9)采用甲醛变性电泳检测 RNA 的质量,用紫外分光光度计检测其浓度。

3.10.1.2　cDNA 的制备

以提取的 RNA 为模板,以 Oligo(dT)$_{18}$为引物,反转录制备 cDNA,反应体系如下:

Oligo(dT)$_{18}$	1.0 μL
模板	5.0 μL
DEPC 水	5.0 μL

70 ℃水浴 5 min,立即在冰上放置 5 min,依次加入下列试剂:

RNA 酶抑制剂	1.0 μL
反转录酶 5×M-MuLV 缓冲液	5.0 μL
dNTP 混合物	5.0 μL
反转录酶 M-MuLV	1.0 μL
DTT	2.0 μL

42 ℃反转录 3 h,琼脂糖凝胶电泳检测。

3.10.1.3　Real-time PCR 检测

以制备的 cDNA 为模板,每组做 3 个平行样,同时做 *GAPDH* 内参对照,共做 3 次平行实验,20 μL 反应体系如下:

SYBR Green I	10 μL
引物	0.8 μL
cDNA	2.0 μL
H_2O	7.2 μL

混匀后进行 Real-time PCR 扩增。具体循环参数为"95 ℃预变性 10 s—95 ℃变性 5 s—60 ℃退火 30 s",40 个循环后计算数据。

3.10.2 ELISA 检测 EA. hy 926 细胞 CRP、TNF-α 和 IL-6 的表达水平

取各组细胞培养上清液 40 μL,然后加入 160 μL 标本稀释液,制成待测样品稀释液。参照 ELISA 检测试剂盒的说明书进行操作,具体操作方法见 3.5.1 节。

3.11　FGF-21 对 EA. hy 926 细胞 NF-κB 通路的影响

3.11.1　细胞总蛋白及细胞核蛋白的提取

3.11.1.1　细胞总蛋白的提取

收集细胞,用 IP 裂解液对细胞总蛋白进行提取,具体操作方法如下:

(1)取适量的 IP 裂解液,在使用前数分钟内加入蛋白酶抑制剂 PMSF 和磷酸酶抑制剂氟化钠及正钒酸钠,使它们的终浓度为 1 mmol/L。

(2)去除培养液,用预冷的 PBS 清洗细胞 2 遍。

(3)6 孔板每孔加入 100~200 μL IP 裂解液,用微量移液器吹打数下,使 IP 裂解液和细胞充分接触(通常 IP 裂解液接触细胞 1~2 s 后,细胞就会裂解)。

(4)细胞充分裂解后, 4 ℃、12 000 r/min 离心 5 min。

(5)取上清液,用 BCA 蛋白浓度测定试剂盒测定所提取蛋白样品的总蛋白浓度。

(6)根据总蛋白浓度确定点样量,进行后续的 Western blotting 实验。

3.11.1.2　细胞核蛋白的提取

收集细胞,采用细胞核蛋白与细胞质蛋白抽提试剂盒提取细胞核蛋白,具体操作方法如下:

(1)用 1 mL 预冷的 PBS 将刮下来的细胞转移至预冷的 1.5 mL 微型离心管中。

(2)4 ℃、1 000 r/min 离心 3 min,收集细胞,用微量移液器尽可能去除上清液,勿留残液,估计细胞离心后紧实的细胞体积。

(3)在每 20 μL 紧实的细胞中加入 200 μL 预冷的缓冲液 A(使用前每 1 mL 缓冲液 A 中加入 1 μL DTT、1 μL 蛋白酶抑制剂、10 μL PMSF),以最大转速漩涡剧烈振荡 15 s,在冰上静置 15 min。

(4)加入 11 μL 预冷的缓冲液 B,以最大转速漩涡剧烈振荡 5 s,在冰上静置 1 min。

(5)再次以最大转速漩涡剧烈振荡 5 s 后,4 ℃、14 000 r/min 离心 5 min。溶液分 3 层,从上到下依次为上清液、白色细胞核沉淀和透明层。

(6)迅速将上清液转移到新预冷的微型离心管中,置于冰上,即得到细胞质蛋白。

(7)将微量移液器的枪头伸到微型离心管底部,将最下层的液体吸出并弃掉,在离心沉淀物(细胞核)中加入 100 μL 预冷的缓冲液 C(使用前每 1 mL 缓冲液 C 中加入 1 μL DTT、1 μL 蛋白酶抑制剂、10 μL PMSF),以最大转速漩涡剧烈振荡 10 s,置于双层大容量恒温摇床上冰浴 40 min,然后再次振荡 30 s。

(8)4 ℃、14 000 r/min 离心 5 min,迅速将上清液转移到新预冷的微型离心管中,即得到细胞核蛋白。

(9)用 BCA 蛋白浓度测定试剂盒测定所提取蛋白样品的浓度,根据蛋白样品的浓度确定点样量,进行后续的 Western blotting 实验。

3.11.2 Western blotting 检测 EA. hy 926 细胞 IκBα 表达水平、磷酸化水平和 NF-κB 核积累量

分别对各组细胞 IκBα 的表达水平、IκBα 的磷酸化水平和 NF-κB 的核积累量进行 Western blotting 检测,具体操作方法参照 3.8.2 节。

3.12 FGF-21 对 EA. hy 926 细胞 tPA、PAI-1 表达水平的影响

3.12.1 Real-time PCR 检测 EA. hy 926 细胞 tPA、PAI-1 的表达水平

以各组细胞制备的 cDNA 为模板,每组做 3 个平行样,引物见 2.3 节,具体操作方法见 3.10.1.3 节。

3.12.2 ELISA 检测 EA. hy 926 细胞 tPA、PAI-1 的表达水平

取各组细胞培养上清液 40 μL,然后加入 160 μL 标本稀释液,制成待测样品稀释液。参照 ELISA 检测试剂盒的说明书进行操作,具体操作方法见 3.5.1节。

3.13 FGF - 21 对 EA. hy 926 细胞 ERK1/2 通路的 影响

收集各组细胞,细胞总蛋白及细胞核蛋白的提取方法见 3.11.1 节。分别对各组细胞 ERK1/2 的表达水平及磷酸化水平进行 Western blotting 检测,具体操作方法参照 3.7.3.3 节。

3.14 FGF - 21 对 EA. hy 926 细胞 TGF - β 通路的 影响

收集各组细胞,细胞总蛋白及细胞核蛋白的提取方法见 3.11.1 节。分别对各组细胞 TGF - β、Smad2 的表达水平和 Smad2 的磷酸化水平进行 Western blotting 检测,具体操作方法参照 3.7.4 节。

3.15 FGF - 21 对 EA. hy 926 细胞 Caspase3 表达 水平的影响

3.15.1 Real - time PCR 检测 EA. hy 926 细胞 Caspase3 的表达 水平

以各组细胞制备的 cDNA 为模板,每组做 3 个平行样,引物见 2.3 节,具体操作方法见 3.10.1.3 节。

3.15.2 **Western blotting 检测 EA. hy 926 细胞 Caspase3 的表达水平**

分别对各组细胞 Caspase3 的表达水平进行 Western blotting 检测,具体操作方法参照 3.7.3.3 节。一抗为兔抗 Caspase3 抗体;二抗为兔抗 β − actin 单克隆抗体。一抗使用时以 1∶1 000 稀释;二抗使用时以 1∶7 500 稀释。

3.16 数据处理与统计分析

用 SPSS 20.0 软件对实验数据进行统计分析,实验结果用平均值 ± 标准差(mean ± SD)表示,用单因素方差分析(one − way ANOVA)对组间数据进行差异性分析。

4 结果与分析

4.1　FGF-21制备及活性鉴定

4.1.1　FGF-21蛋白的表达及纯化

(1)将含有重组质粒pSUMO-mFGF-21的阳性 *E. coli* Rosetta(DE3)plysS菌在37 ℃、120 r/min条件下培养,当OD_{600}约为0.4时,加入IPTG(终浓度为0.25 mmol/L),30 ℃、80 r/min诱导培养6 h。

(2)取样,超声波破碎菌体,取上清液进行SDS-PAGE,结果显示,SUMO-mFGF-21蛋白(分子量约为45 kDa)在大肠杆菌中以可溶形式表达,如图4-1泳道1所示。

(3)收集菌体,经超声波破碎后,离心,取上清液,经澄清后,采用亲和层析柱对SUMO-mFGF-21蛋白进行第一次纯化,用含有40 mmol/L咪唑的结合缓冲液洗去部分杂蛋白,用含有500 mmol/L咪唑的洗脱缓冲液洗脱目标蛋白,收集洗脱峰,经SDS-PAGE即得到较高纯度的SUMO-mFGF-21蛋白,如图4-1泳道4所示,纯化后的SUMO-mFGF-21蛋白经脱盐层析柱置换缓冲液。

(4)用SUMO蛋白酶4 ℃过夜酶切SUMO-mFGF-21蛋白,对酶切后的产物进行二次亲和层析,收集流穿峰,经SDS-PAGE及灰度分析,最终获得纯度为99%的FGF-21蛋白(分子量约为25 kDa),如图4-1泳道8所示。

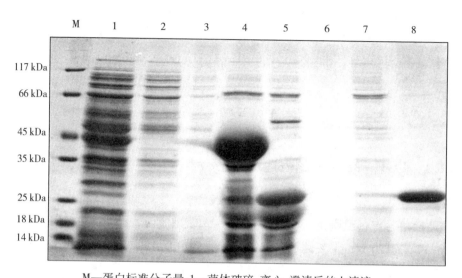

M—蛋白标准分子量;1—菌体破碎、离心、澄清后的上清液;

2—点样流穿峰;3—第一次亲和层析流穿峰;

4—第一次亲和层析洗脱峰(纯化后的 SUMO-mFGF-21 蛋白);

5—SUMO 蛋白酶酶切产物;6、7—第二次亲和层析流穿峰;8—纯化后的 FGF-21 蛋白。

图 4-1 FGF-21 蛋白的表达及纯化

4.1.2 FGF-21 蛋白生物学活性检测

采用细胞葡萄糖吸收实验对制备的 FGF-21 蛋白进行生物学活性检测。分别用 0.01 μmol/L、0.1 μmol/L、1 μmol/L 的 FGF-21 蛋白处理 HepG2 细胞,在处理 24 h、36 h 时取样,采用 GOD-POD 法检测培养基中剩余葡萄糖的含量,得出 HepG2 细胞的葡萄糖吸收率,如图 4-2 所示。结果表明:与对照组(FGF-21 蛋白浓度为 0 μmol/L)相比,处理细胞 24 h 时,3 种浓度的 FGF-21 蛋白均能显著促进 HepG2 细胞对葡萄糖的吸收($^{\#}p < 0.05$,$^{\#\#}p < 0.01$,$^{\#\#\#}p < 0.001$),且呈剂量依赖性;处理细胞 36 h 时,浓度为 0.1 μmol/L、1 μmol/L 的 FGF-21 蛋白显著促进 HepG2 细胞对葡萄糖的吸收($^{***}p < 0.001$)。因此,本节制备的 FGF-21 蛋白具有很好的生物学活性。

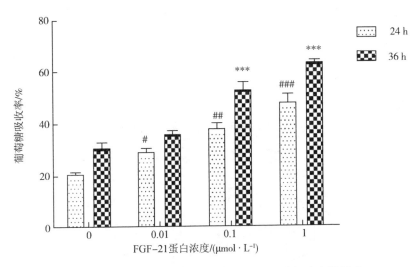

图 4-2 FGF-21 蛋白对 HepG2 细胞葡萄糖吸收率的影响

4.2 FGF-21 改善兔颈总动脉血栓及小鼠尾部血栓

4.2.1 DSA 检测 FGF-21 的抗血栓作用

DSA 将注入造影剂前、后的影像进行数字化处理,通过减影、增强和再成像,将不需要的组织影像消除,从而获得清晰的血管影像。为探究 FGF-21 是否有抗血栓的作用,本节用 $FeCl_3$ 诱导兔颈总动脉血栓模型,兔被随机分为正常对照组、模型组、FGF-21 预防组和 FGF-21 治疗组。FGF-21 预防组于造模前 3 天给药,剂量为 10 mg/kg,每天 1 次;FGF-21 治疗组于造模后立即给药,剂量为 10 mg/kg,给药 24 h 后进行 DSA 检测。各组兔颈总动脉 DSA 检测结果如图 4-3 所示,图 4-3(b)、(c)、(d)中箭头指向为血管闭塞、狭窄位置。结果

表明:模型组兔右侧颈总动脉因血栓形成,血管腔完全闭塞,使远端不能显影;
FGF-21 预防组和 FGF-21 治疗组兔的右侧颈总动脉表现为血管腔局部重度
狭窄,血管内不规则充盈缺损,但相较于模型组有一定程度的改善。因此,
FGF-21 可以改善 $FeCl_3$ 引起的兔颈总动脉狭窄,说明 FGF-21 有预防和治疗
血栓的作用。

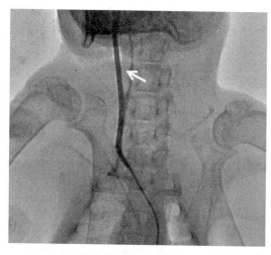

（a）正常对照组

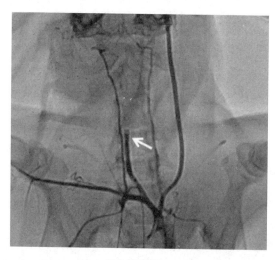

（b）模型组

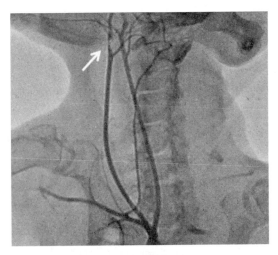

（c）FGF-21预防组

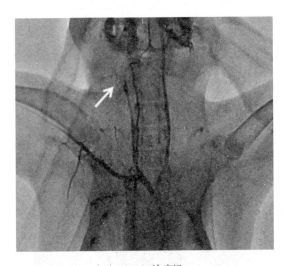

（d）FGF-21治疗组

图4-3　各组兔颈总动脉 DSA 检测结果

4.2.2　OCT 检测 FGF-21 的抗血栓作用

为进一步验证 FGF-21 预防和治疗血栓的作用,我们运用 OCT 技术对病变部位进行检测。本节用 $FeCl_3$ 诱导兔颈总动脉血栓模型,兔被随机分为正常对照组、模型组、FGF-21 预防组和 FGF-21 治疗组。FGF-21 预防组于造模前 3 天给药,剂量为 10 mg/kg,每天 1 次,造模后立即进行 OCT 检测;FGF-21 治疗组于造模后立即给药,剂量为 10 mg/kg,给药 2 h 后进行 OCT 检测。各组兔颈总动脉 OCT 检测结果如图 4-4 所示。在预防实验中,正常对照组的兔颈总动脉管腔光滑,未见血栓;模型组的兔颈总动脉管腔中形成大量白血栓(血栓表面反射较少,信号均匀,衰减程度较低),平均血栓面积为 0.52 mm^2,最大血栓面积为 0.74 mm^2,血栓体积为 3.26 mm^3,血栓负荷为 31.85%;FGF-21 预防组形成少量的白血栓,平均血栓面积为 0.14 mm^2,最大血栓面积为 0.16 mm^2,血栓体积为 0.35 mm^3,血栓负荷为 11.93%,且这些指标均显著低于模型组($^*p < 0.05$, $^{**}p < 0.01$)。在治疗实验中,正常对照组的兔颈总动脉管腔光滑,未见血栓;模型组的兔颈总动脉管腔中形成大量白血栓,平均血栓面积为 0.34 mm^2,最大血栓面积为 0.56 mm^2,血栓体积为 1.12 mm^3,血栓负荷为 20.39%;FGF-21 治疗组形成少量的白血栓,平均血栓面积为 0.17 mm^2,最大血栓面积为 0.31 mm^2,血栓体积为 0.78 mm^3,血栓负荷为 12.01%,且这些指标均低于模型组。结果表明,FGF-21 可以减少平均血栓面积、最大血栓面积、血栓体积及血栓负荷,说明 FGF-21 有预防和治疗 $FeCl_3$ 诱导的颈总动脉血栓的作用。

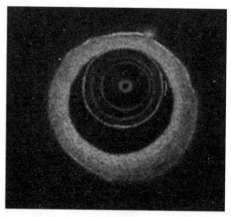

正常对照组

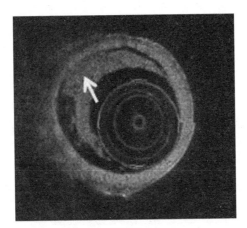

模型组

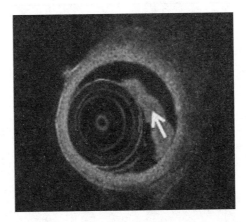

FGF-21预防组

（a）预防实验中各组兔颈总动脉OCT图像

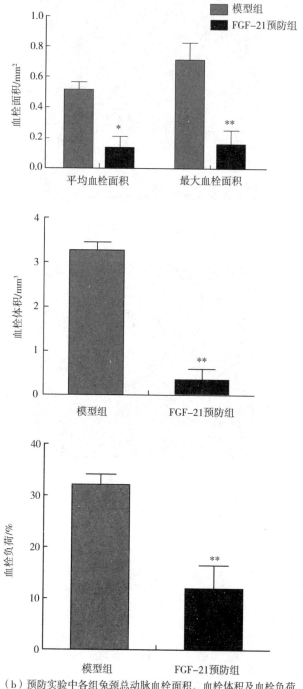

（b）预防实验中各组兔颈总动脉血栓面积、血栓体积及血栓负荷

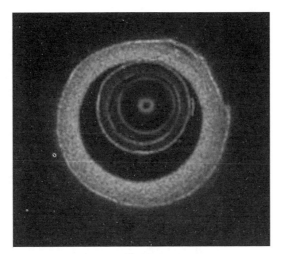

正常对照组

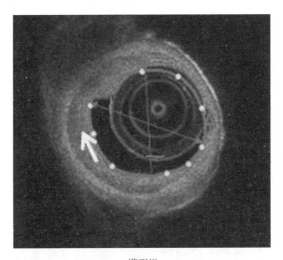

模型组

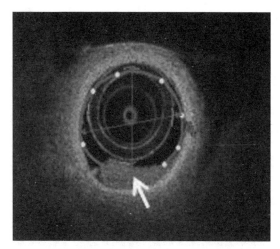

FGF-21治疗组

（c）治疗实验中各组兔颈总动脉OCT图像

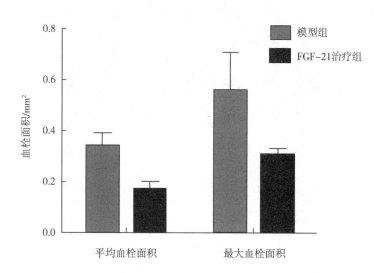

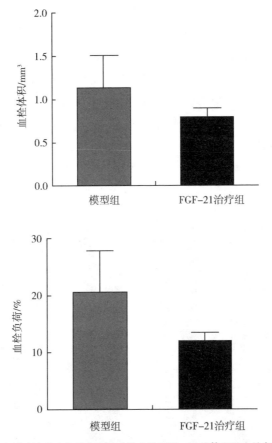

（d）治疗实验中各组兔颈总动脉血栓面积、血栓体积及血栓负荷

图 4 - 4　各组兔颈总动脉 OCT 检测结果

4.2.3　FGF - 21 改善小鼠尾部血栓

采用卡拉胶和 LPS 联合造模的方法,构建一种基于热毒病因的血栓形成小鼠模型,诱发小鼠尾部血栓的形成,此种方法造模周期短且易于观察。各组小鼠尾部血栓病理损伤如图 4 - 5(a)所示。结果显示:模型组的小鼠尾部远端可清晰地观察到血栓形成后造成的组织缺血现象,血栓形成后,栓塞血管供血的

皮肤因组织缺血、缺氧而变成暗红色,与正常皮肤组织的区别明显;经 FGF－21 治疗后,组织缺血情况得到明显改善,低剂量 FGF－21 治疗组和高剂量 FGF－21 治疗组组织缺血的范围明显小于模型组,且高剂量 FGF－21 治疗组小鼠尾部的状态与正常对照组接近。取小鼠尾部进行组织切片,HE 染色结果如图 4－5(b)所示。结果显示:模型组尾动脉和尾静脉均可见大量血栓;相较于模型组,低剂量 FGF－21 治疗组尾动脉和尾静脉可见少量血栓,高剂量 FGF－21 治疗组尾动脉和尾静脉几乎无血栓,与正常对照组尾动脉和尾静脉接近。结果表明,FGF－21 具有抑制小鼠尾部血栓的作用。

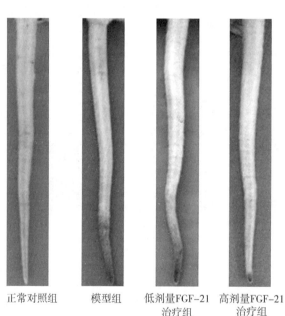

正常对照组　　模型组　　低剂量FGF-21　高剂量FGF-21
　　　　　　　　　　　　　治疗组　　　治疗组

（a）各组小鼠尾部血栓病理损伤

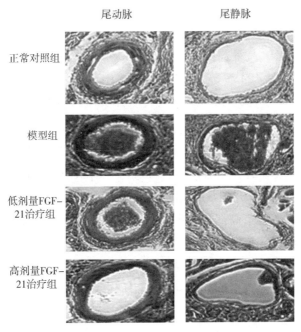

（b）各组小鼠尾动脉和尾静脉组织切片HE染色结果

图4-5 FGF-21改善小鼠尾部血栓

4.3 FGF-21抑制凝血相关因子的表达及活化

4.3.1 FGF-21提高小鼠血清中肝素含量及活性

肝素是一种应用广泛的抗凝剂,能干扰凝血过程中的许多环节,在体内、体外都有抗凝血作用。其作用机制复杂,主要通过与抗凝血酶Ⅲ结合抑制部分凝血因子活化,抑制凝血酶原变为凝血酶,从而达到抗凝血效果。本节采用肝素ELISA试剂盒检测小鼠血清中肝素的含量。经腹腔向小鼠注射FGF-21,各组小鼠血清中肝素含量如图4-6(a)所示。结果显示,低剂量FGF-21组和高剂量FGF-21组小鼠血清中肝素含量相较于模型组显著增加($^*p<0.05$,$^{**}p<0.01$,$^{***}p<0.001$),且呈剂量依赖性,在180 min时,高剂量FGF-21组小鼠血清中肝素含量最大(24.5 pg/mL),低剂量FGF-21组小鼠血清中肝素含量也最大(21.0 pg/mL),随后减少。结果表明,FGF-21可以提高小鼠血清中肝素的含量。

采用肝素ELISA试剂盒检测小鼠血清中肝素的活性,各组小鼠血清中肝素活性如图4-6(b)所示。结果显示:经腹腔向小鼠注射FGF-21后,低剂量FGF-21组小鼠血清中肝素活性相较于模型组升高,在180 min时达到最高(7.40 IU/L),随后降低;高剂量FGF-21组小鼠血清中肝素活性相较于模型组升高,在180 min时显著升高为10.72 IU/L($^{***}P<0.001$),随后降低;高剂量FGF-21组对小鼠血清中肝素活性的促进作用优于低剂量FGF-21组。结果表明,FGF-21可以提高小鼠血清中肝素的活性,进而提高抗凝血能力。

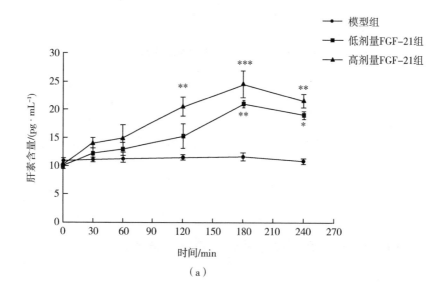

(a)

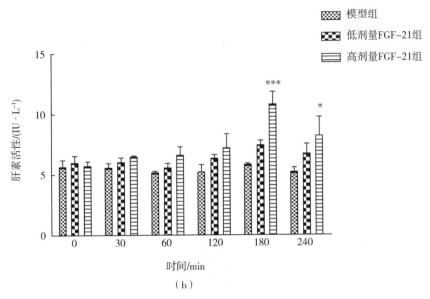

图 4 - 6　各组小鼠血清中肝素含量及活性

4.3.2　FGF - 21 抑制小鼠 FVII 的表达及活化

凝血因子是参与血液凝固过程的各种蛋白质组分。活化的凝血因子 FVII (FVIIa)可与组织因子结合,直接激活凝血因子 FX,激发凝血酶原转化为凝血酶,进而使纤维蛋白原转化为纤维蛋白,形成血栓。凝血因子由肝脏合成,实验中取各组小鼠的肝脏组织,提取 RNA,反转录成 cDNA,采用 Real - time PCR 检测 FVII mRNA 表达水平,如图 4 - 7(a)所示。结果显示:与正常对照组相比,模型组小鼠 FVII mRNA 表达水平显著升高(*** $p < 0.001$);与模型组相比,FGF - 21 治疗组小鼠 FVII mRNA 表达水平降低,且高剂量 FGF - 21 治疗组显著降低(## $p < 0.01$)。用 FVII ELISA 试剂盒检测小鼠血清中 FVII 蛋白表达水平,如图 4 - 7(b)所示。结果显示:与正常对照组相比,模型组小鼠 FVII 蛋白表达水平显著升高(* $p < 0.05$);经 FGF - 21 治疗后,小鼠血清中 FVII 蛋白表达水平降低,且高剂量 FGF - 21 治疗组显著降低(# $p < 0.05$)。此外,如图 4 - 7(c)所示:与正常对照组相比,模型组小鼠血清中 FVIIa 蛋白表达水平显著升高(*** $p <$

0.001);相较于模型组,FGF-21 治疗组小鼠血清中 FⅦa 蛋白表达水平降低,且高剂量 FGF-21 治疗组显著降低(##$p < 0.01$)。结果表明,FGF-21 抑制血栓小鼠 FⅦ 的表达,并抑制 FⅦ 的活化,说明 FGF-21 具有抗凝血的作用。

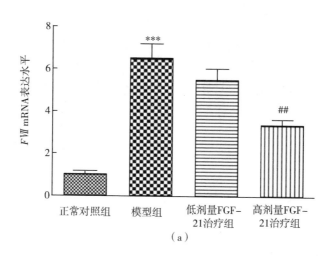

(a)

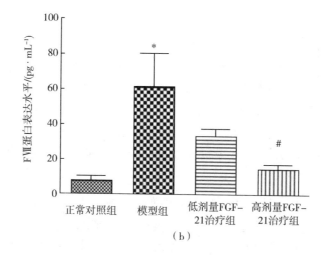

(b)

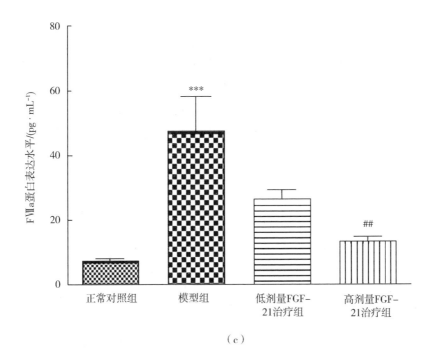

（c）

图 4 - 7　各组小鼠血清中 FVII 和 FVIIa 的表达水平

4.4　FGF - 21 抑制小鼠血小板活化

4.4.1　FGF - 21 抑制 CD41 和 CD62P 的表达

CD41 是血小板表面的一种膜糖蛋白，CD62P 在血小板表面表达，CD41 及 CD62P 的荧光强度能直接反映血小板活化程度。取正常小鼠（正常对照组小鼠）、血栓小鼠（模型组小鼠）及 FGF - 21 治疗组小鼠的血样，ADP 诱导血小板活化，用 FITC 标记的 CD41 抗鼠抗体及 PE 标记的 CD62P 抗鼠抗体双染色。如

图4-8所示,流式细胞仪的检测结果显示:正常对照组小鼠 CD41 和 CD62P 双染百分数为6.5;模型组小鼠 CD41 和 CD62P 双染百分数为45.7,相较于正常对照组显著升高($***p < 0.001$);低剂量 FGF-21 治疗组小鼠 CD41 和 CD62P 双染百分数为21.9,高剂量 FGF-21 治疗组小鼠 CD41 和 CD62P 双染百分数为8.3,相较于模型组均显著降低($###p < 0.001$)。结果表明,FGF-21 可以降低血小板表面 CD41 和 CD62P 双染的百分数,说明 FGF-21 可以抑制血栓小鼠血小板的活化。

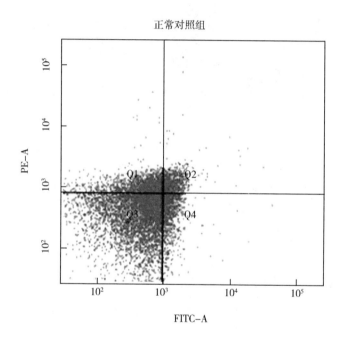

正常对照组

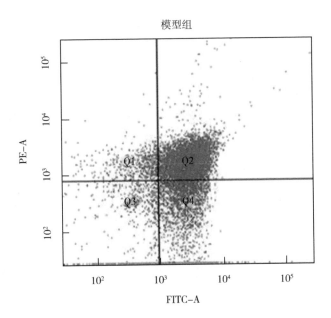

模型组

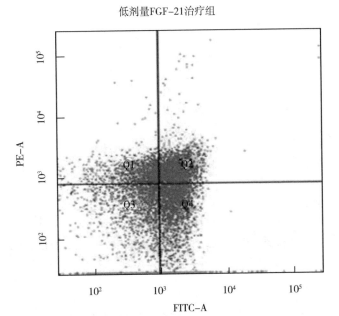

低剂量FGF-21治疗组

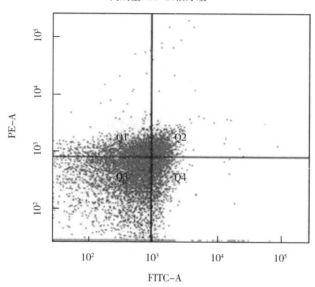

（a）各组小鼠血小板表面CD41和CD62P的表达

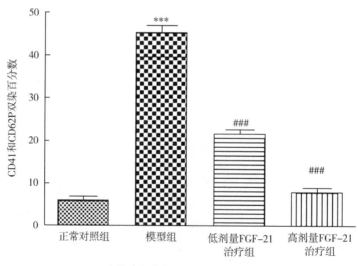

（b）各组小鼠CD41和CD62P双染百分数

图4–8　流式细胞仪检测各组小鼠血小板的活化情况

4.4.2 FGF-21抑制可溶性P-选择素的表达

P-选择素主要集中在内皮细胞和血小板 α 颗粒中,当血小板被激活或内皮损伤时,P-选择素的表达水平就会升高,可溶性P-选择素的表达水平是体内血小板活化的有效标志物。为进一步验证FGF-21抑制血小板活化的作用,本节采用ELISA试剂盒检测小鼠血清中可溶性P-选择素的表达水平。如图4-9所示:与正常对照组相比,模型组小鼠血清中可溶性P-选择素的表达水平显著升高($**p < 0.01$);FGF-21治疗组小鼠血清中可溶性P-选择素的表达水平相较于模型组降低,且高剂量FGF-21治疗组显著降低($\#p < 0.05$)。结果表明,FGF-21可以降低血栓小鼠血清中可溶性P-选择素的表达水平,说明FGF-21具有抑制小鼠血小板活化的作用。

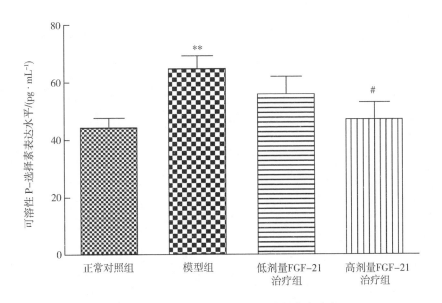

图4-9 各组小鼠血清中可溶性P-选择素表达水平

4.5　FGF-21 促进小鼠纤维蛋白溶解

4.5.1　FGF-21 提高小鼠血清中 D-二聚体含量

D-二聚体是纤维蛋白单体经 FXIII 交联后,再经纤溶酶水解产生的特异性降解产物,主要反映纤维蛋白的溶解能力,是特异性的纤溶过程标志物。血栓小鼠经 FGF-21 治疗后,采用 ELISA 试剂盒检测其血清中 D-二聚体的含量。如图 4-10 所示:与正常对照组相比,模型组小鼠血清中 D-二聚体的含量升高;与模型组相比,FGF-21 治疗组小鼠血清中 D-二聚体的含量进一步升高,且高剂量 FGF-21 治疗组显著升高([###]$p < 0.001$)。结果表明,FGF-21 可以使血栓小鼠血清中 D-二聚体的含量升高,说明 FGF-21 促进血栓小鼠体内纤维蛋白溶解。

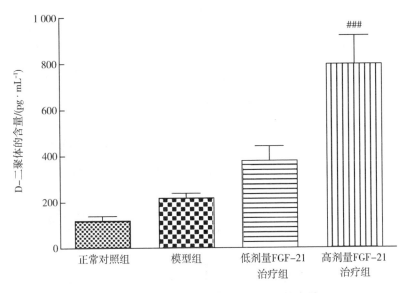

图 4 - 10   各组小鼠血清中 D - 二聚体含量

4.5.2   FGF - 21 提高小鼠 tPA 的表达水平及活性

tPA 属于丝氨酸蛋白酶,是体内纤溶系统的生理性激动剂,在 tPA 或单链尿激酶纤溶酶原激活物的作用下,将无生物活性的纤溶酶原转化为有活性的纤溶酶,进而水解纤维蛋白。血栓小鼠经 FGF - 21 治疗后,取各组小鼠的血管和血清,采用 Real - time PCR 和 ELISA 试剂盒检测 tPA 的表达水平。如图 4 - 11 所示:与正常对照组相比,模型组小鼠 tPA mRNA 表达水平升高,经 FGF - 21 治疗后,tPA mRNA 表达水平显著升高,且呈剂量依赖性($^{##}p < 0.01$, $^{###}p < 0.001$);模型组小鼠 tPA 蛋白表达水平较正常对照组升高,经 FGF - 21 治疗后,tPA 蛋白表达水平呈剂量依赖性升高,且高剂量 FGF - 21 治疗组显著升高($^{##}p < 0.01$);各组小鼠 tPA 活性的变化与表达水平正相关,即与正常对照组相比,模型组小鼠 tPA 的活性升高,经 FGF - 21 治疗后,小鼠 tPA 的活性进一步升高,且高剂量 FGF - 21 治疗组显著升高($^{#}p < 0.05$)。结果表明,FGF - 21 提高血栓小鼠 tPA 的表达水平及活性,进而促进血栓溶解。

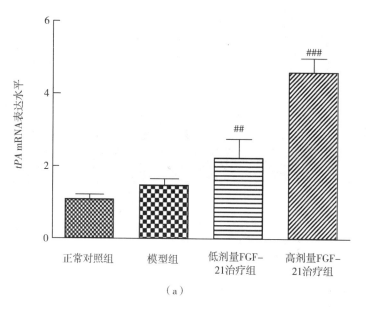

（a）

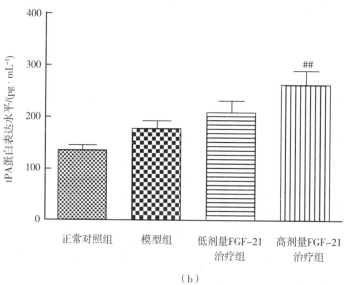

（b）

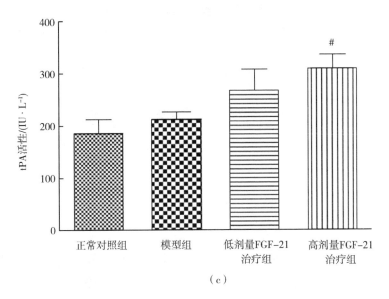

（c）

图 4-11 各组小鼠 tPA 的表达水平及活性

4.5.3 FGF-21 促进小鼠 ERK1/2 磷酸化

为探究 FGF-21 调节 tPA 表达的机制，我们对 ERK1/2 信号通路进行检测。有研究表明，ERK1/2 信号通路在调节 tPA 的表达中起到重要作用。血栓小鼠经 FGF-21 治疗后，取血管，提取组织细胞核蛋白和细胞质蛋白，Western blotting 检测 ERK1/2 的磷酸化水平。如图 4-12 所示：各组小鼠 ERK1/2 的表达水平没有明显变化；模型组 ERK1/2 的磷酸化水平相较于正常对照组升高，而低剂量 FGF-21 治疗组 ERK1/2 的磷酸化水平相较于模型组进一步升高，高剂量 FGF-21 治疗组显著升高（$^{\#}p < 0.05$）。结果表明，FGF-21 促进血栓小鼠血管内 ERK1/2 磷酸化，进而调节 tPA 的表达，提高小鼠的纤溶能力。

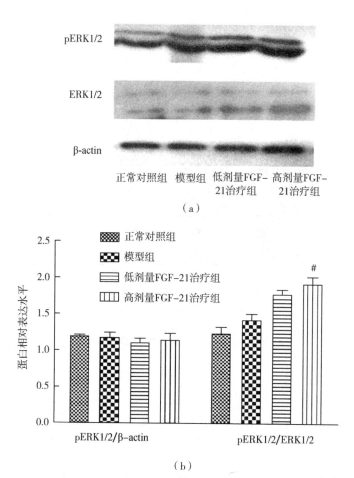

图 4-12　各组小鼠 ERK1/2 表达水平及 ERK1/2 磷酸化水平

注:pERK1/2 为磷酸化 ERK1/2;β-actin 为内参蛋白。

4.5.4　FGF-21 降低小鼠 PAI-1 的表达水平及活性

PAI-1 是纤溶系统中一个重要的负反馈调节因子。PAI-1 能够快速降低 tPA 的活性,两者结合形成无活性的复合物,调节纤溶过程。血栓小鼠经 FGF-21 治疗后,取各组小鼠血管和血清,用 Real-time PCR 和 ELISA 试剂盒检测

PAI-1 的表达水平。如图 4-13 所示：与正常对照组相比，模型组小鼠 *PAI-1* mRNA 表达水平显著升高（***$p < 0.001$），经 FGF-21 治疗后，*PAI-1* mRNA 表达水平显著降低且呈剂量依赖性（#$p < 0.05$，###$p < 0.001$）；模型组小鼠 PAI-1 蛋白表达水平较正常对照组显著升高（**$p < 0.01$），经 FGF-21 治疗后，PAI-1 蛋白表达水平呈剂量依赖性降低，且高剂量 FGF-21 治疗组显著降低（###$p < 0.001$）。各组小鼠 PAI-1 活性的变化与表达水平正相关，即与正常对照组相比，模型组小鼠 PAI-1 的活性显著升高（*$p < 0.05$）；经 FGF-21 治疗后，小鼠 PAI-1 的活性降低，且高剂量 FGF-21 治疗组显著降低（#$p < 0.05$）。结果表明，FGF-21 降低血栓小鼠 PAI-1 的表达水平及活性，进而使血浆中游离的 tPA 活性升高，提高小鼠的纤溶能力。

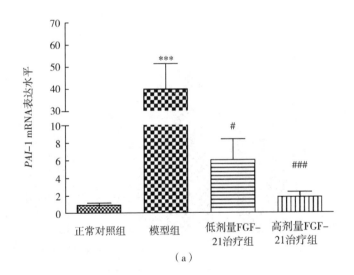

（a）

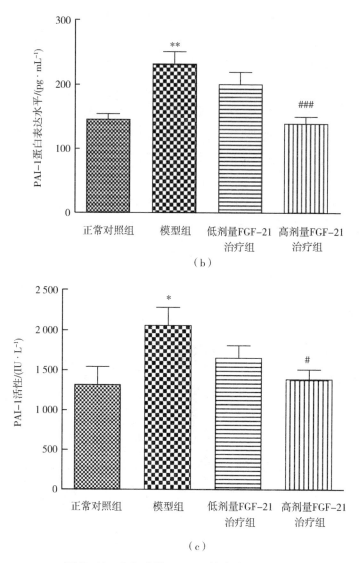

图 4 - 13　各组小鼠 PAI - 1 的表达水平及活性

4.5.5　FGF - 21 抑制小鼠 TGF - β 表达和 Smad2 磷酸化

为探究 FGF - 21 调节 PAI - 1 表达的机制,我们对 TGF - β/Smad2 信号通

路进行检测。有研究表明，$PAI-1$ 是 TGF - β/Smad2 信号传导途径中最重要的靶基因之一。血栓小鼠经 FGF - 21 治疗后，取血管，提取蛋白，Western blotting 检测 TGF - β 表达水平和 Smad2 磷酸化水平。如图 4 - 14 所示：与正常对照组相比，模型组小鼠的 TGF - β 表达水平和 Smad2 磷酸化水平显著升高（$***p < 0.001$）；FGF - 21 治疗组小鼠的 TGF - β 表达水平和 Smad2 磷酸化水平相较于模型组显著降低（$^{\#\#\#}p < 0.001$），且高剂量 FGF - 21 治疗组明显降低。结果表明，FGF - 21 可以抑制血栓小鼠血管内 TGF - β/Smad2 信号传导，进而抑制 PAI - 1 的表达，提高小鼠的纤溶能力。

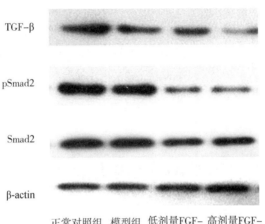

（a）

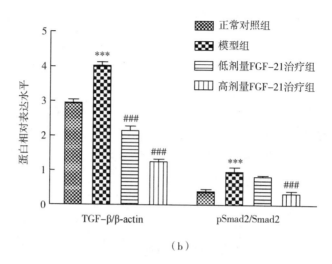

图4-14　各组小鼠 TGF-β 表达水平及 Smad2 磷酸化水平

注:pSmad2 为磷酸化 Smad2。

4.6　FGF-21 抑制小鼠体内炎症反应

4.6.1　FGF-21 抑制小鼠血清中 CRP、TNF-α 及 IL-6 的表达

近年来,大量研究者认为血栓与炎症反应有关,炎症参与凝血过程的许多环节,不仅从内源性凝血途径发挥作用,还可从外源性凝血途径发挥作用。有研究表明,FGF-21 具有抑制炎症反应的作用(抗炎作用),但在血栓状态下,FGF-21 是否有抗炎作用还未得到证实。为探究这一问题,我们对血栓小鼠体内的炎症因子进行检测。CRP 是由肝脏合成的急性反应蛋白,当机体受到微生物入侵或组织损伤等炎症性刺激时,其表达水平升高,即 CRP 表达水平升高意味着体内炎症反应的激活。血栓小鼠经 FGF-21 治疗后,用 ELISA 试剂盒检测

其血清中 CRP 的表达水平。如图 4-15(a)所示:与正常对照组相比,模型组小鼠血清中 CRP 蛋白表达水平显著升高($**p<0.01$);FGF-21 治疗组小鼠血清中 CRP 蛋白表达水平相较于模型组降低,且高剂量 FGF-21 治疗组显著降低($^{\#\#}p<0.01$)。

TNF-α 由激活的单核巨噬细胞产生,它可以改变内皮细胞的通透性,损害内皮细胞,引起血管功能障碍,进一步加剧血栓形成。TNF-α 是炎症的始动因子,其表达水平的升高可诱发巨噬细胞、淋巴细胞等多种细胞活化,诱导炎症细胞向血管壁黏附、聚集,使血液黏稠度增加、血液凝滞,加重血管内皮损伤,促进血栓形成。用 ELISA 试剂盒检测各组小鼠血清中 TNF-α 蛋白表达水平,如图 4-15(b)所示:与正常对照组相比,模型组小鼠血清中 TNF-α 蛋白表达水平显著升高($***p<0.001$);与模型组相比,FGF-21 治疗组小鼠血清中 TNF-α 蛋白表达水平显著降低($^{\#\#\#}p<0.001$),且呈剂量依赖性。

IL-6 是由多种细胞分泌的作用于血管的细胞因子。IL-6 刺激肝脏产生 PAI-1,降低纤溶能力,促进血小板聚集和血栓形成。用 ELISA 试剂盒检测各组小鼠血清中 IL-6 蛋白表达水平,如图 4-15(c)所示:与正常对照组相比,模型组小鼠血清中 IL-6 蛋白表达水平显著升高($***p<0.001$);FGF-21 治疗组小鼠血清中 IL-6 蛋白表达水平相较于模型组显著降低($^{\#\#\#}p<0.001$),且呈剂量依赖性。

上述结果表明,FGF-21 可以抑制血栓小鼠体内炎症因子 CRP、TNF-α 及 IL-6 的表达,说明 FGF-21 可以抑制血栓状态下的炎症反应,进而起到抑制凝血和促进纤溶的作用。

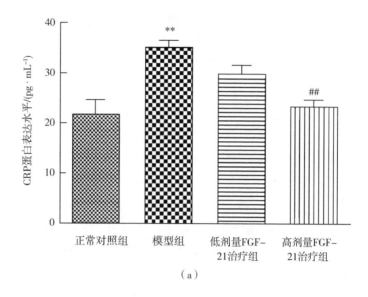

（a）

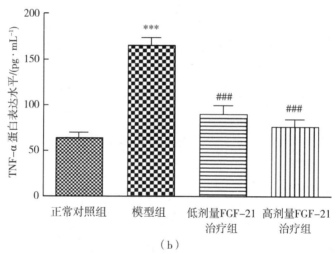

（b）

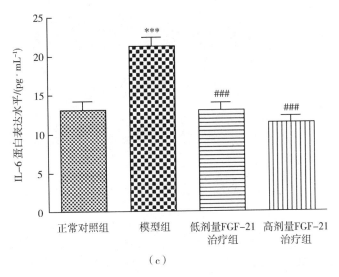

（c）

图 4 – 15　各组小鼠血清中 CRP、TNF – α 及 IL – 6 表达水平

4.6.2　FGF – 21 抑制小鼠 IκBα 磷酸化及 NF – κB 核积累

为探究 FGF – 21 抑制血栓状态下炎症反应的机制，我们对 NF – κB 信号通路进行检测。有研究表明，血管内皮细胞是主要的 NF – κB 表达区域，NF – κB 通路激活后，受到各种细胞因子的作用，受损的血管内皮凝血功能紊乱，大量白细胞、血小板、中性粒细胞等过度黏附、聚集，造成血管壁进一步损伤及血液高凝，诱发血栓形成。Western blotting 检测各组小鼠血管内 IκBα 磷酸化水平及 NF – κB 核积累量，结果如图 4 – 16 所示：与正常对照组相比，模型组小鼠的 IκBα 磷酸化水平及 NF – κB 核积累量显著升高（$^{***}p < 0.001$）；经 FGF – 21 治疗后小鼠的 IκBα 磷酸化水平及 NF – κB 核积累量相较于模型组显著降低（$^{#}p < 0.05$，$^{##}p < 0.01$），且高剂量 FGF – 21 治疗组降低得更明显。结果表明，FGF – 21 可以抑制血栓小鼠血管内 IκBα 磷酸化及 NF – κB 核积累，从而抑制炎症因子的表达，减轻炎症反应及血栓程度。

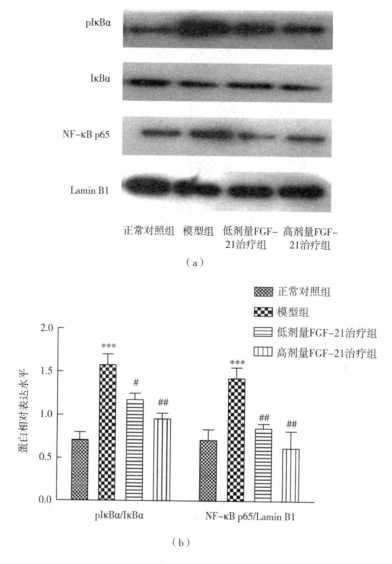

（a）

（b）

图 4-16　各组小鼠 IκBα 磷酸化水平及 NF-κB 核积累量

注:pIκBα 为磷酸化 IκBα;Lamin B1 为内参蛋白。

4.7　FGF-21 无出血风险

抗凝治疗是防治外周血管疾病最常用的方法,目的是抑制机体的凝血过程,使高凝状态得到控制,预防血栓发生,使已形成的血栓不继续发展。溶栓治疗是防治血栓闭塞性疾病的理想方法。纤溶过程中最重要的溶解剂为纤溶酶,它可以使纤维蛋白的精氨酸与赖氨酸之间的链断裂,形成碎片,从而溶解血栓。由于抗凝治疗和溶栓治疗过程中激活纤溶系统,所以这类药物普遍有出血风险。为探究 FGF-21 在发挥抗血栓作用时是否有出血风险,我们测定小鼠断尾的出血时间,这种方法是评价抗血栓药物是否有出血风险的经典方法。本节用阿司匹林(2 mg/kg)和华法林(1 mg/kg)作为对照药,FGF-21 给药剂量为 20 mg/kg,给药 3 d,断尾,测定其出血时间。如图 4-17 所示:正常对照组小鼠断尾出血时间为 68 s;与正常对照组相比,阿司匹林组和华法林组的小鼠断尾出血时间显著延长($^{**}p < 0.01$, $^{*}p < 0.05$),分别为 157 s 和 125 s;FGF-21 组小鼠断尾出血时间为 87 s,相较于正常对照组小鼠未显著延长。结果表明,大剂量 FGF-21 给药后,小鼠断尾出血时间接近正常对照组小鼠,说明 FGF-21 无明显的出血风险。

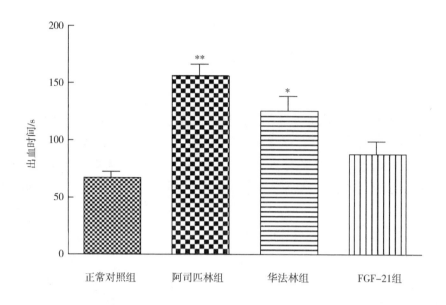

图 4-17　各组小鼠断尾出血时间

4.8　EA. hy 926 细胞表达 β-klotho

FGF-21 发挥生物学功能需要与 FGF 受体(FGFR)及共受体(β-klotho)相互作用,当 β-klotho 缺失时,FGF-21 不能直接与 FGFR 结合,因此 β-klotho 是介导 FGF-21 生物学功能的重要因子。将 EA. hy 926 细胞分为 2 组,一组正常培养,另一组加入 FGF-21(1.0 μmol),培养 24 h 后,Western blotting 检测 EA. hy 926 细胞中的 β-klotho 是否表达。如图 4-18 所示:正常对照组 EA. hy 926 细胞中的 β-klotho 表达;FGF-21 处理组 EA. hy 926 细胞中 β-klotho 的表达水平较正常对照组升高。结果表明,EA. hy 926 细胞可以作为 FGF-21 作用的靶细胞。

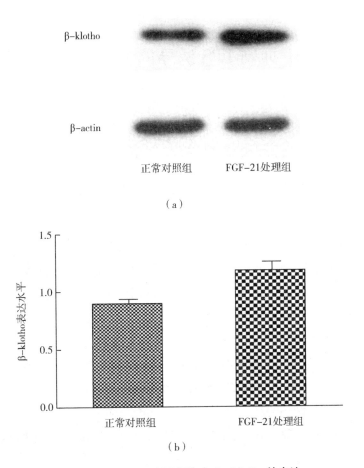

（a）

（b）

图 4 – 18　EA. hy 926 细胞中 β – klotho 的表达

4.9 FGF-21 抑制 LPS 诱导的 EA. hy 926 细胞炎症反应

4.9.1 LPS 诱导 EA. hy 926 细胞炎性损伤模型的构建

LPS 可诱导细胞炎性损伤,且损伤时间与 LPS 浓度有关。采用 MTT 法检测细胞的存活率,不同 LPS 处理浓度和处理时间对 EA. hy 926 细胞生长状况的影响如图 4-19 所示:以浓度为 10 μg/mL 的 LPS 处理 24 h 时,细胞的生长状况没有受到影响;以浓度为 100 μg/mL 的 LPS 处理 12 h、24 h 时,细胞出现显著的死亡现象($^*p < 0.05$,$^{***}p < 0.001$);以浓度为 1 000 μg/mL 的 LPS 处理 6 h、12 h、24 h 时,细胞出现显著的死亡现象($^{**}p < 0.01$,$^{***}p < 0.001$)。本书的目的是利用 LPS 诱导 EA. hy 926 细胞炎性损伤,而以浓度为 1 000 μg/mL 的 LPS 处理 12 h 时,细胞的存活率为 80%,因此本节选用 1 000 μg/mL 和 12 h 作为 LPS 诱导 EA. hy 926 细胞炎性损伤模型的最佳处理浓度与处理时间。

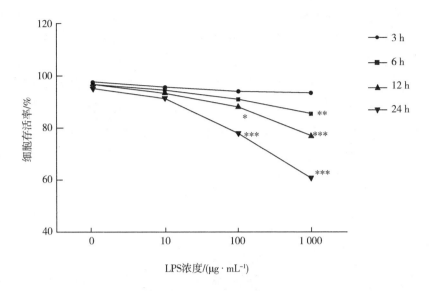

图4-19 不同 LPS 处理浓度和处理时间对 EA. hy 926 细胞生长状况的影响

4.9.2 FGF-21 抑制 LPS 诱导的 EA. hy 926 细胞 CRP、TNF-α 及 IL-6 的表达

为探究 FGF-21 是否可以抑制 LPS 诱导的 EA. hy 926 细胞炎症反应,实验分为正常对照组、LPS 单独处理组、LPS 和低剂量 FGF-21 共处理组、LPS 和高剂量 FGF-21 共处理组,培养 12 h,收集细胞,提取 RNA,反转录成 cDNA,Real-time PCR 检测 *CRP*、*TNF-α* 及 *IL-6* mRNA 表达水平,收集细胞上清液,ELISA 检测 CRP、TNF-α 及 IL-6 蛋白表达水平。如图4-20 所示:LPS 单独处理组 CRP 的 mRNA 表达水平及蛋白表达水平相较于正常对照组均显著升高(*** $p < 0.001$);LPS 和 FGF-21 共处理组 CRP 的 mRNA 表达水平及蛋白表达水平相较于 LPS 单独处理组均显著降低(\# $p < 0.05$, \#\#\# $p < 0.001$),且 LPS 和高剂量 FGF-21 共处理组降低得更明显。相较于正常对照组,LPS 单独处理组 TNF-α 的 mRNA 表达水平和蛋白表达水平显著升高(** $p < 0.01$, *** $p < 0.001$);相较于 LPS 单独处理组,LPS 和 FGF-21 共处理组 TNF-α 的 mRNA

表达水平与蛋白表达水平显著降低($^{##}p < 0.01$，$^{###}p < 0.001$)，且 LPS 和高剂量 FGF-21 共处理组降低得更明显。相较于正常对照组，LPS 单独处理组 IL-6 的 mRNA 表达水平和蛋白表达水平显著升高($^{*}p < 0.05$，$^{***}p < 0.001$)；相较于 LPS 单独处理组，LPS 和 FGF-21 共处理组 IL-6 的 mRNA 表达水平与蛋白表达水平显著降低($^{#}p < 0.05$，$^{##}p < 0.01$)，且 LPS 和高剂量 FGF-21 共处理组降低得更明显。结果表明，FGF-21 抑制 LPS 诱导的 EA. hy 926 细胞 CRP、TNF-α 及 IL-6 的表达，说明 FGF-21 对 LPS 诱导的 EA. hy 926 细胞炎症反应有抑制作用。

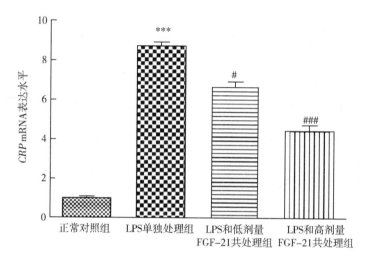

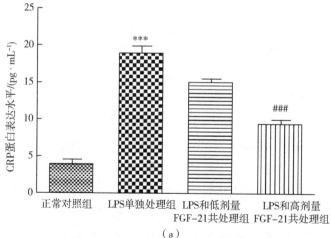

(a)

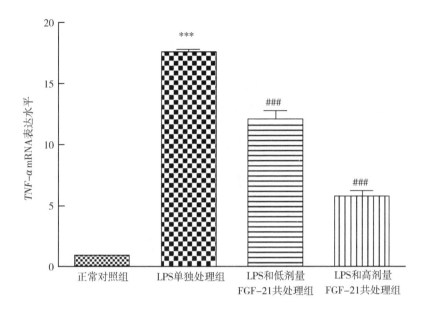

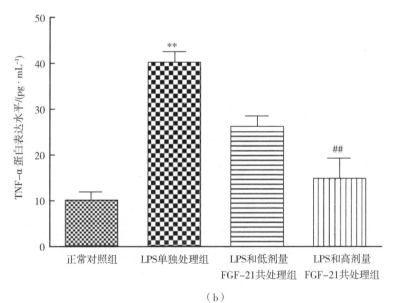

（b）

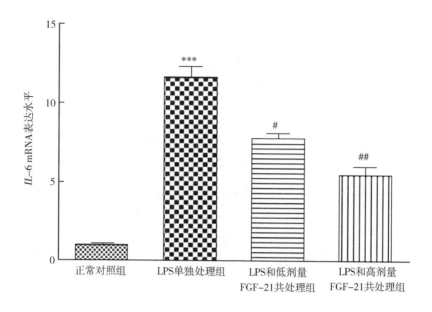

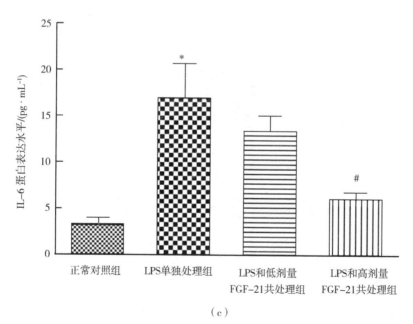

（c）

图 4 - 20　各组 LPS 诱导的 EA. hy 926 细胞 CRP、TNF - α 及 IL - 6 的表达水平

4.9.3　FGF‑21 抑制 LPS 诱导的 EA. hy 926 细胞 IκBα 磷酸化及 NF‑κB 核积累

为探究 FGF‑21 抑制 LPS 诱导的 EA. hy 926 细胞炎症反应的作用机制,我们对 NF‑κB 信号通路进行检测。NF‑κB 信号通路是炎症反应的关键通路,实验分组及处理方法同上节,制备蛋白样品,Western blotting 检测各组细胞 IκBα 磷酸化水平及 NF‑κB 核积累量。如图 4‑21 所示:LPS 单独处理组细胞 IκBα 磷酸化水平相较于正常对照组显著升高($^{**}p < 0.01$);FGF‑21 和 LPS 共处理组细胞 IκBα 磷酸化水平相较于 LPS 单独处理组降低,且 LPS 和高剂量 FGF‑21 共处理组细胞 IκBα 磷酸化水平显著降低($^{\#\#}p < 0.01$)。LPS 单独处理组 NF‑κB 核积累量相较于正常对照组升高;LPS 和 FGF‑21 共处理组 NF‑κB 核积累量相较于 LPS 单独处理组降低,且 LPS 和高剂量 FGF‑21 共处理组降低得更明显。结果表明,FGF‑21 可以抑制 LPS 诱导的 EA. hy 926 细胞 IκBα 磷酸化及 NF‑κB 核积累,进而抑制炎症反应。

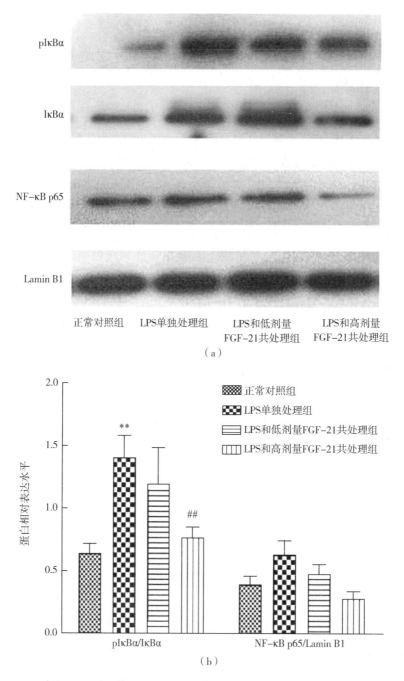

图 4 - 21 各组 LPS 诱导的 EA. hy 926 细胞 IκBα 磷酸化水平及 NF - κB 核积累量

4.9.4 β – klotho 最佳干扰片段与最佳干扰时间的筛选

通过 Real – time PCR 从合成的 3 条干扰片段中筛选出 1 条最佳干扰片段，并筛选出此干扰片段的最佳干扰时间。将 3 条干扰片段分别转染至 EA. hy 926 细胞，分别转染 12 h、24 h 和 48 h 后收集细胞样品，Real – time PCR 检测各组细胞中 β – klotho mRNA 表达水平。如图 4 – 22 所示，与转染干扰片段 β – klotho – siRNA – 1 和 β – klotho – siRNA – 3 的细胞相比，干扰片段 β – klotho – siRNA – 2 在转染 12 h、24 h 和 48 h 后，β – klotho mRNA 表达水平最低，因此选择 β – klotho – siRNA – 2 为最佳干扰片段。此干扰片段在转染 24 h 时，β – klotho mRNA 表达水平最低，因此选择 24 h 为此片段的最佳干扰时间。

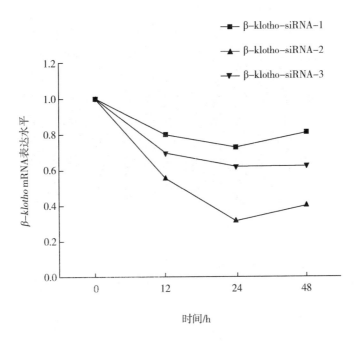

图 4 – 22 筛选 β – klotho 的最佳干扰片段及最佳干扰时间

4.9.5 β-klotho 干扰片段的转染

干扰片段 β-klotho-siRNA-2 转染 EA. hy 926 细胞 6 h 后,分别用倒置荧光显微镜和流式细胞仪检测其转染效果。由于干扰片段带有 FAM 绿色荧光基团,因此可观察到转染成功的细胞呈现绿色荧光。如图 4-23 所示:倒置荧光显微镜下可观察到大量干扰片段转染细胞;流式细胞仪检测结果显示,转染后的细胞出现显著的峰偏移。

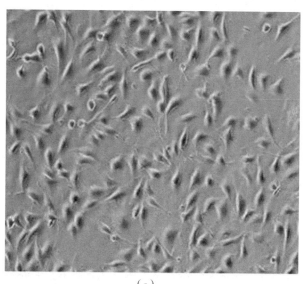

(a)

（b）

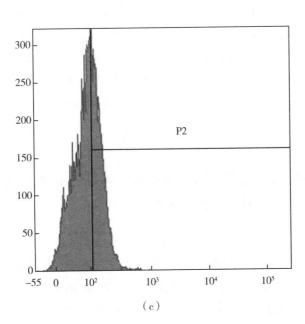

（c）

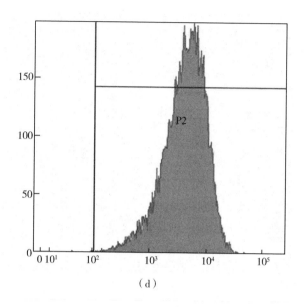

（d）

图 4 − 23　干扰片段 β − klotho − siRNA − 2 的转染效果

注：(a)倒置荧光显微镜下观察干扰片段转染 6 h 后的 EA. hy 926 细胞；
(b)倒置荧光显微镜下观察干扰片段转染 6 h 后的 EA. hy 926 细胞,灰色(原图为绿色)
为 FAM 标记的干扰片段；(c)流式细胞仪检测 EA. hy 926 细胞数量；
(d)流式细胞仪检测干扰片段转染 6 h 后的 EA. hy 926 细胞数量。

4.9.6　β − klotho 基因干扰对 LPS 诱导的 EA. hy 926 细胞 CRP、TNF − α 及 IL − 6 表达的影响

　　为进一步验证 FGF − 21 抑制炎症反应的作用机制,我们对 FGF − 21 的共受体 β − klotho 进行干扰。β − klotho 干扰片段转染 24 h 后,提取各组 EA. hy 926 细胞的 RNA,反转录成 cDNA,Real − time PCR 检测 *CRP*、*TNF − α* 及 *IL − 6* 的 mRNA 表达水平,收集各组细胞上清液,ELISA 检测 CRP、TNF − α 及 IL − 6 的蛋白表达水平。如图 4 − 24 所示:β − klotho 未抑制时(阴性对照,NC),LPS 单独处理组 CRP 的 mRNA 表达水平及蛋白表达水平相较于正常对照组显著升高($^{***}p < 0.001$),而 LPS 和 FGF − 21 共处理组 CRP 的 mRNA 表达水平及蛋

白表达水平相较于 LPS 单独处理组降低,且 LPS 和高剂量FGF - 21 共处理组显著降低($^{\#\#}p < 0.01$);β - klotho 抑制后(图中 β - klotho - siRNA 组),LPS 单独处理组 CRP 的 mRNA 表达水平及蛋白表达水平相较于正常对照组显著升高($^{\sim\sim\sim}p < 0.001$),而 LPS 和 FGF - 21 共处理组 CRP 的 mRNA 表达水平及蛋白表达水平与 LPS 单独处理组没有显著差异。β - klotho 未抑制时,LPS 单独处理组 TNF - α 的 mRNA 表达水平及蛋白表达水平相较于正常对照组显著升高($^{**}p < 0.01$,$^{***}p < 0.001$),而 LPS 和 FGF - 21 共处理组 TNF - α 的 mRNA 表达水平及蛋白表达水平相较于 LPS 单独处理组显著降低($^{\#}p < 0.05$,$^{\#\#}p < 0.01$,$^{\#\#\#}p < 0.001$),且 LPS 和高剂量 FGF - 21 共处理组降低得更明显;β - klotho 抑制后,LPS 单独处理组 TNF - α 的 mRNA 表达水平及蛋白表达水平较正常对照组显著升高($^{\sim\sim}p < 0.01$,$^{\sim}p < 0.001$),而 LPS 和 FGF - 21 共处理组 TNF - α 的 mRNA 表达水平及蛋白表达水平与 LPS 单独处理组没有显著差异。β - klotho 未抑制时,LPS 单独处理组 IL - 6 的 mRNA 表达水平及蛋白表达水平相较于正常对照组显著升高($^{***}p < 0.001$),而 LPS 和 FGF - 21 共处理组 IL - 6 的 mRNA 表达水平及蛋白表达水平相较于 LPS 单独处理组显著降低($^{\#}p < 0.05$,$^{\#\#}p < 0.01$,$^{\#\#\#}p < 0.001$),且 LPS 和高剂量 FGF - 21 共处理组降低得更明显;β - klotho 抑制后,LPS 单独处理组 IL - 6 的 mRNA 表达水平及蛋白表达水平相较于正常对照组显著升高($^{\sim\sim}p < 0.01$,$^{\sim}p < 0.001$),LPS 和 FGF - 21 共处理组 IL - 6 的 mRNA 表达水平及蛋白表达水平与 LPS 单独处理组没有显著差异。结果表明,β - klotho 未抑制时,FGF - 21 可以降低炎症因子的表达水平,β - klotho 抑制后,炎症因子的表达水平没有显著降低,说明 FGF - 21 能够抑制 LPS 诱导的 EA. hy 926 细胞的炎症反应。

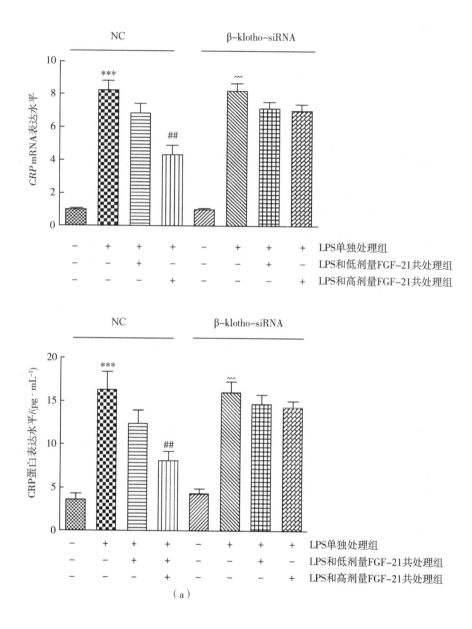

（a）

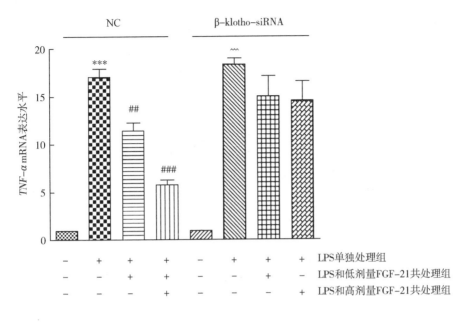

−	+	+	+	−	+	+	+	LPS单独处理组
−	−	+	+	−	−	+	−	LPS和低剂量FGF-21共处理组
−	−	−	+	−	−	−	+	LPS和高剂量FGF-21共处理组

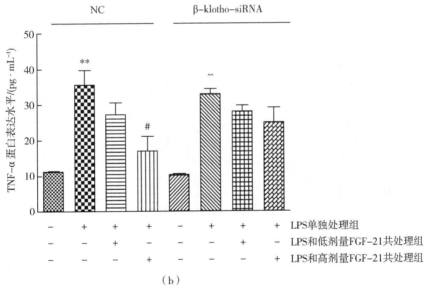

−	+	+	+	−	+	+	+	LPS单独处理组
−	−	+	−	−	−	+	−	LPS和低剂量FGF-21共处理组
−	−	−	+	−	−	−	+	LPS和高剂量FGF-21共处理组

（b）

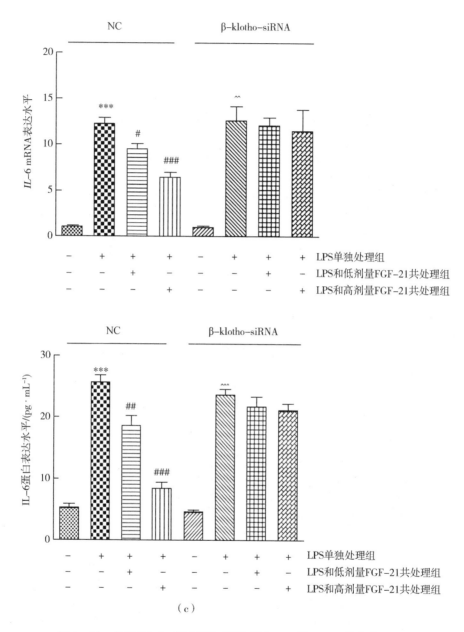

图 4-24　各组 EA. hy 926 细胞 CRP、TNF-α 及 IL-6 的表达水平

4.9.7 β – klotho 基因干扰对 LPS 诱导的 EA. hy 926 细胞 IκBα 磷酸化及 NF – κB 核积累的影响

为进一步验证 FGF – 21 抑制炎症反应的作用机制,我们对 FGF – 21 的共受体 β – klotho 进行干扰。β – klotho 干扰片段转染 24 h 后,提取 EA. hy 926 细胞核蛋白和细胞质蛋白,Western blotting 检测各组细胞 IκBα 磷酸化水平及 NF – κB 核积累量。如图 4 – 25 所示:β – klotho 未抑制时,LPS 单独处理组细胞 IκBα 磷酸化水平相较于正常对照组显著升高($^*p < 0.05$),而 LPS 和 FGF – 21 共处理组细胞 IκBα 磷酸化水平相较于 LPS 单独处理组降低,且 LPS 和高剂量 FGF – 21 共处理组显著降低($^\#p < 0.05$);β – klotho 抑制后,LPS 单独处理组细胞 IκBα 磷酸化水平相较于正常对照组显著升高($^\sim p < 0.01$),而 LPS 和 FGF – 21 共处理组 IκBα 磷酸化水平没有显著变化。β – klotho 未抑制时,LPS 单独处理组细胞 NF – κB 核积累量相较于正常对照组显著升高($^\triangle p < 0.05$),而 LPS 和 FGF – 21 共处理组 NF – κB 核积累量相较于 LPS 单独处理组降低,且 LPS 和高剂量 FGF – 21 共处理组显著降低($^+p < 0.05$);β – klotho 抑制后,LPS 单独处理组细胞 NF – κB 核积累量相较于正常对照组显著升高($^{\&\&}p < 0.01$),而 LPS 和 FGF – 21 共处理组 NF – κB 核积累量没有显著变化。结果表明,β – klotho 未抑制时,FGF – 21 抑制 EA. hy 926 细胞 IκBα 磷酸化及 NF – κB 核积累,β – klotho 抑制后,EA. hy 926 细胞 IκBα 磷酸化及 NF – κB 核积累量无显著改变,说明 FGF – 21 能够抑制 LPS 诱导的 EA. hy 926 细胞 IκBα 磷酸化及 NF – κB 核积累,进而抑制炎症反应。

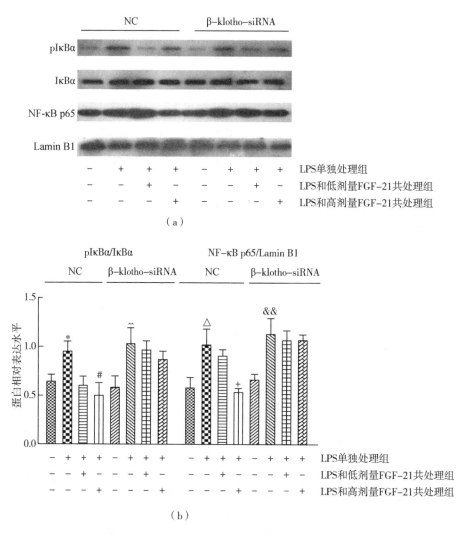

图 4 -25　各组 EA. hy 926 细胞 IκBα 磷酸化水平及 NF - κB 核积累量

4.10　FGF – 21 对 EA. hy 926 细胞 tPA 表达水平的影响

4.10.1　FGF – 21 促进 EA. hy 926 细胞 tPA 的表达

为探究 FGF – 21 是否有促进 EA. hy 926 细胞 tPA 表达的作用,实验分为正常对照组、LPS 单独处理组、LPS 和低剂量 FGF – 21 共处理组、LPS 和高剂量 FGF – 21 共处理组,培养 12 h,收集细胞,提取 RNA,反转录成 cDNA,Real – time PCR 检测 *tPA* mRNA 表达水平,收集细胞上清液,ELISA 检测 tPA 蛋白表达水平。如图 4 – 26 所示:与正常对照组相比,LPS 单独处理组细胞 tPA 的 mRNA 表达水平及蛋白表达水平升高;与 LPS 单独处理组相比,LPS 和 FGF – 21 共处理组细胞 tPA 的 mRNA 表达水平及蛋白表达水平进一步升高,且 LPS 和高剂量 FGF – 21 共处理组显著升高($^{\#}p < 0.05, ^{\#\#\#}p < 0.001$)。结果表明,FGF – 21 可以促进 EA. hy 926 细胞 tPA 的表达,从而提高内皮细胞的纤溶能力。

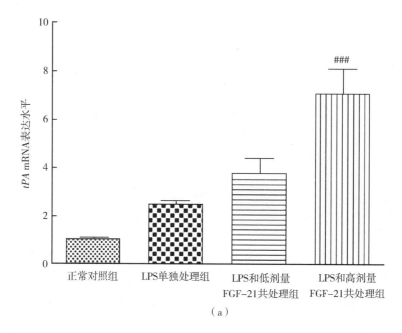

（a）

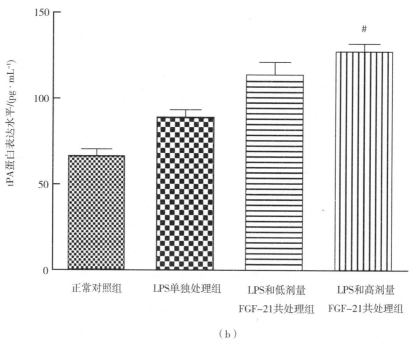

（b）

图 4-26　各组 EA. hy 926 细胞 tPA 的表达水平

4.10.2 FGF −21 促进 EA. hy 926 细胞 ERK1/2 磷酸化

为探究 FGF −21 在 EA. hy 926 细胞中调节 tPA 表达的作用机制,我们对 ERK1/2 信号通路进行检测。在前文所述实验中,我们已经证明 FGF −21 可能通过 ERK1/2 信号通路调节 tPA 的表达,因此我们推测,FGF −21 在 EA. hy 926 细胞中也可能通过 ERK1/2 信号通路调节 tPA 的表达。实验分为正常对照组、LPS 单独处理组、LPS 和低剂量 FGF −21 共处理组、LPS 和高剂量 FGF −21 共处理组,培养 12 h,收集 EA. hy 926 细胞,提取细胞核蛋白和细胞质蛋白,Western blotting 检测 ERK1/2 的磷酸化水平。如图 4 − 27 所示:各组细胞 ERK1/2 表达水平没有明显变化;LPS 单独处理组细胞 ERK1/2 磷酸化水平相较于正常对照组升高,而 LPS 和 FGF −21 共处理组细胞 ERK1/2 磷酸化水平相较于 LPS 单独处理组进一步升高,且 LPS 和高剂量 FGF −21 共处理组显著升高 ($^{\#}p < 0.05$)。结果表明,FGF −21 可以促进 EA. hy 926 细胞 ERK1/2 磷酸化,进而调节 tPA 的表达,提高内皮细胞的纤溶能力。

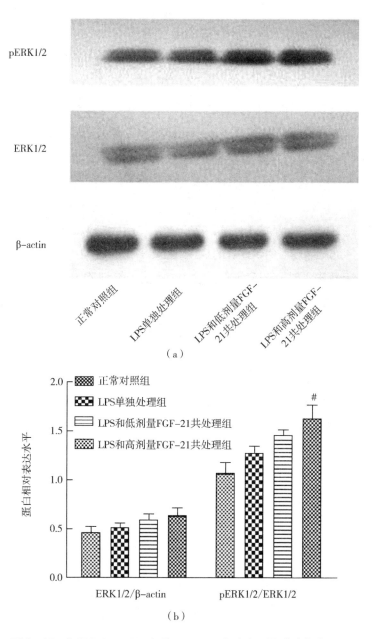

（a）

（b）

图 4 - 27　各组 EA. hy 926 细胞 ERK1/2 表达水平及磷酸化水平

4.10.3 β–klotho 基因干扰对 EA. hy 926 细胞 tPA 表达的影响

为进一步验证 FGF-21 促进 EA. hy 926 细胞 tPA 表达的作用机制,我们对 FGF-21 的共受体 β-klotho 进行干扰,β-klotho 干扰片段转染 24 h 后,提取各组细胞 RNA,反转录成 cDNA,Real-time PCR 检测 tPA mRNA 表达水平,收集各组细胞上清液,ELISA 检测 tPA 蛋白表达水平。如图 4-28 所示:β-klotho 未抑制时,LPS 单独处理组细胞 tPA 的 mRNA 表达水平及蛋白表达水平相较于正常对照组升高,但不显著,而 LPS 和 FGF-21 共处理组细胞 tPA 的 mRNA 表达水平及蛋白表达水平进一步升高,且 LPS 和高剂量 FGF-21 共处理组相较于 LPS 单独处理组显著升高($^{\#}p < 0.05$, $^{\#\#\#}p < 0.001$);β-klotho 抑制后,LPS 单独处理组细胞 tPA 的 mRNA 表达水平及蛋白表达水平相较于正常对照组升高,但不显著,而 LPS 和 FGF-21 共处理组细胞 tPA 的 mRNA 表达水平及蛋白表达水平与 LPS 单独处理组没有明显差异。结果表明,β-klotho 未抑制时,EA. hy 926 细胞 tPA 的表达水平升高,β-klotho 抑制后,tPA 的表达水平没有明显升高,说明 FGF-21 可以促进 EA. hy 926 细胞 tPA 的表达。

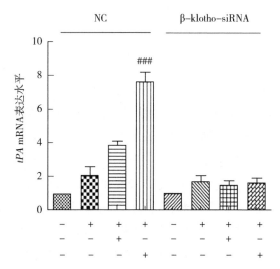

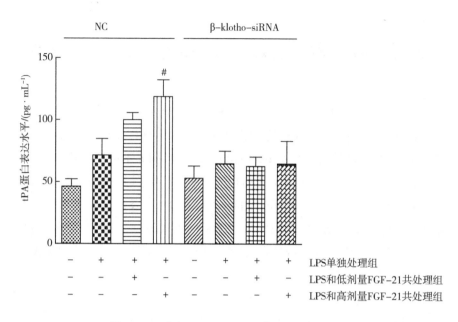

图 4-28   各组 EA. hy 926 细胞 tPA 的表达水平

4.10.4   *β-klotho* 基因干扰对 EA. hy 926 细胞 ERK1/2 磷酸化的影响

　　为进一步验证 FGF-21 促进 EA. hy 926 细胞 tPA 表达的作用机制,我们对 FGF-21 的共受体 β-klotho 进行干扰,β-klotho 干扰片段转染 24 h 后,提取细胞核蛋白和细胞质蛋白,Western blotting 检测细胞 ERK1/2 磷酸化水平。如图4-29 所示:β-klotho 未抑制时,各组细胞 ERK1/2 表达水平没有明显变化,LPS 单独处理组 ERK1/2 磷酸化水平相较于正常对照组升高,但不显著,而 LPS 和 FGF-21 共处理组 ERK1/2 磷酸化水平相较于 LPS 单独处理组显著升高($^{++}p<0.01$,$^{+++}p<0.001$),且呈剂量依赖性;β-klotho 抑制后,各组细胞 ERK1/2 表达水平没有显著变化,LPS 单独处理组 ERK1/2 磷酸化水平相较于正常对照组升高,但不显著,LPS 和 FGF-21 共处理组 ERK1/2 磷酸化水平相较于 LPS 单独处理组升高,但不显著。结果表明,β-klotho 未抑制时,ERK1/2

磷酸化水平升高,β - klotho 抑制后,ERK1/2 磷酸化水平无显著变化,说明 FGF -21 可以促进 EA. hy 926 细胞 ERK1/2 磷酸化,进而提高 tPA 的表达水平。

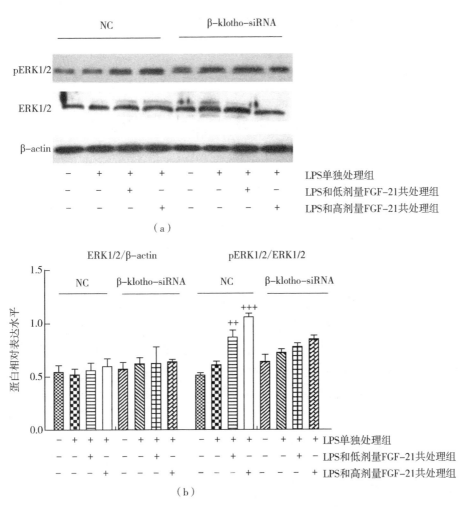

图 4 - 29　各组 EA. hy 926 细胞 ERK1/2 表达水平及磷酸化水平

4.11 FGF-21 对 EA. hy 926 细胞 PAI-1 表达水平的影响

4.11.1 FGF-21 抑制 EA. hy 926 细胞 PAI-1 的表达

为探究 FGF-21 是否可以抑制 EA. hy 926 细胞 PAI-1 的表达,实验分为正常对照组、LPS 单独处理组、LPS 和低剂量 FGF-21 共处理组、LPS 和高剂量 FGF-21 共处理组,培养 12 h,收集细胞,提取 RNA,反转录成 cDNA,Real-time PCR 检测 PAI-1mRNA 表达水平,收集细胞上清液,ELISA 检测 PAI-1 蛋白表达水平。如图 4-30 所示:与正常对照组相比,LPS 单独处理组细胞 PAI-1 的 mRNA 表达水平及蛋白表达水平显著升高(*** $p < 0.001$);与 LPS 单独处理组相比,LPS 和 FGF-21 共处理组细胞 PAI-1 的 mRNA 表达水平及蛋白表达水平显著降低(# $p < 0.05$, ## $p < 0.01$),且 LPS 和高剂量 FGF-21 共处理组降低得更明显。结果表明,FGF-21 可以抑制 EA. hy 926 细胞 PAI-1 的表达,从而提高内皮细胞的纤溶能力。

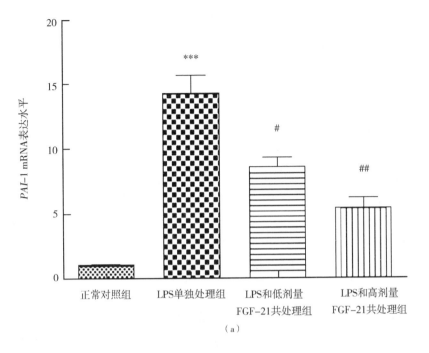

（a）

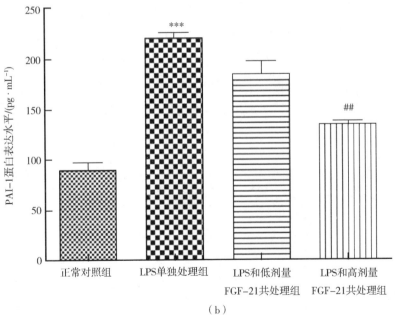

（b）

图 4 - 30 各组 EA. hy 926 细胞 PAI - 1 的表达水平

4.11.2 FGF -21 抑制 EA. hy 926 细胞 TGF - β 表达和 Smad2 磷酸化

为探究 FGF -21 在 EA. hy 926 细胞中调节 PAI -1 表达的作用机制,我们对 TGF - β/Smad2 信号通路进行检测。在前文所述实验中我们已经证明,FGF -21 可能通过 TGF - β/Smad2 信号通路调节 PAI -1 的表达,因此我们推测,在 EA. hy 926 细胞中,TGF - β/Smad2 也可能调节 PAI -1 的表达。实验分为正常对照组、LPS 单独处理组、LPS 和低剂量 FGF -21 共处理组、LPS 和高剂量 FGF -21 共处理组,培养 12 h,收集细胞,提取细胞核蛋白和细胞质蛋白,Western blotting 检测 TGF - β 表达水平和 Smad2 磷酸化水平。如图 4 -31 所示:与正常对照组相比,LPS 单独处理组细胞 TGF - β 表达水平显著升高($^{*}p <$ 0.05),LPS 和 FGF -21 共处理组细胞 TGF - β 表达水平相较于 LPS 单独处理组降低,且 LPS 和高剂量 FGF -21 共处理组显著降低($^{#}p < 0.05$);与正常对照组相比,LPS 单独处理组细胞 Smad2 磷酸化水平升高,LPS 和 FGF -21 共处理组细胞 Smad2 磷酸化水平相较于 LPS 单独处理组降低,且 LPS 和高剂量 FGF -21 共处理组显著降低($^{#}p < 0.05$)。结果表明,FGF -21 可以抑制 EA. hy 926 细胞 TGF - β 表达和 Smad2 磷酸化,进而抑制 PAI -1 的表达。

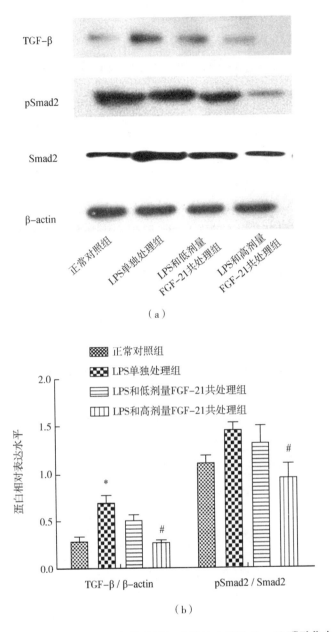

图 4 – 31　各组 EA. hy 926 细胞 TGF – β 表达水平及 Smad2 磷酸化水平

4.11.3 *β-klotho* 基因干扰对 EA. hy 926 细胞 PAI-1 表达的影响

为进一步验证 FGF-21 抑制 EA. hy 926 细胞 PAI-1 表达的作用机制,我们对 FGF-21 的共受体 β-klotho 进行干扰,β-klotho 干扰片段转染 24 h 后,提取各组细胞 RNA,反转录成 cDNA,Real-time PCR 检测 *PAI-1* mRNA 表达水平,收集各组细胞上清液,ELISA 检测 PAI-1 蛋白表达水平。如图 4-32 所示:β-klotho 未抑制时,LPS 处理组细胞 PAI-1 的 mRNA 表达水平及蛋白表达水平相较于正常对照组显著升高($***p < 0.001$),而 LPS 和 FGF-21 共处理组细胞 PAI-1 的 mRNA 表达水平及蛋白表达水平相较于 LPS 单独处理组显著降低($\#\#p < 0.01$,$\#\#\#p < 0.001$),且呈剂量依赖性;β-klotho 抑制后,LPS 处理组细胞 PAI-1 的 mRNA 表达水平及蛋白表达水平相较于正常对照组显著升高($\widetilde{\ }p < 0.001$),而 LPS 和 FGF-21 共处理组细胞 PAI-1 的 mRNA 表达水平及蛋白表达水平与 LPS 单独处理组没有差异。结果表明,β-klotho 未抑制时,EA. hy 926 细胞 PAI-1 的表达水平降低,β-klotho 抑制后,PAI-1 的表达水平没有明显降低,说明 FGF-21 可以抑制 EA. hy 926 细胞 PAI-1 的表达。

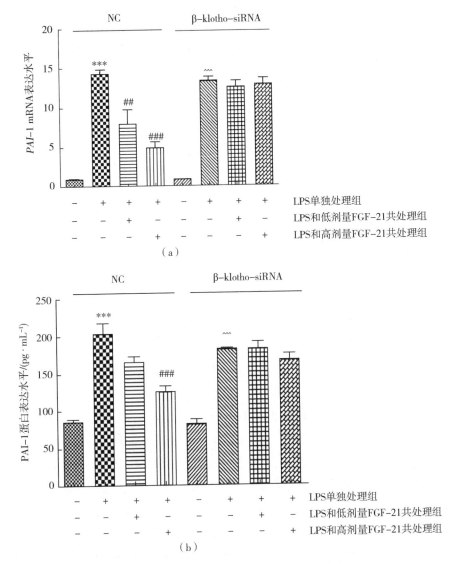

图 4 – 32　各组 EA. hy 926 细胞 PAI – 1 表达水平

4.11.4　β - klotho 基因干扰对 EA. hy 926 细胞 TGF - β 表达和 Smad2 磷酸化的影响

　　为进一步验证 FGF - 21 抑制 EA. hy 926 细胞 PAI - 1 表达的作用机制,我们对 FGF - 21 的共受体 β - klotho 进行干扰,β - klotho 干扰片段转染 24 h 后,提取细胞核蛋白和细胞质蛋白,Western blotting 检测 TGF - β 表达水平和 Smad2 磷酸化水平。如图 4 - 33 所示:β - klotho 未抑制时,与正常对照组相比,LPS 单独处理组细胞 TGF - β 表达水平显著升高($^{**}p < 0.01$),LPS 和 FGF - 21 共处理组细胞 TGF - β 表达水平降低,且 LPS 和高剂量 FGF - 21 共处理组相较于 LPS 单独处理组显著降低($^{\#}p < 0.05$);β - klotho 抑制后,与正常对照组相比,LPS 单独处理组细胞 TGF - β 表达水平显著升高($^{\wedge}p < 0.05$),而 LPS 和 FGF - 21 共处理组细胞 TGF - β 表达水平相较于 LPS 单独处理组没有显著降低。β - klotho 未抑制时,与正常对照组相比,LPS 单独处理组细胞 Smad2 磷酸化水平显著升高($^{\triangle}p < 0.05$),而 LPS 和 FGF - 21 共处理组细胞 Smad2 磷酸化水平相较于 LPS 单独处理组降低;β - klotho 抑制后,与正常对照组相比,LPS 单独处理组细胞 Smad2 磷酸化水平显著升高($^{\&}p < 0.05$),而 LPS 和 FGF - 21 共处理组细胞 Smad2 磷酸化水平相较于 LPS 单独处理组没有显著降低。结果表明,β - klotho 未抑制时,FGF - 21 抑制 EA. hy 926 细胞 TGF - β 表达水平和 Smad2 磷酸化水平,β - klotho 抑制后,TGF - β 表达水平和 Smad2 磷酸化水平无显著变化,说明 FGF - 21 可以抑制 EA. hy 926 细胞 TGF - β/Smad2 信号通路,进而抑制 PAI - 1 的表达。

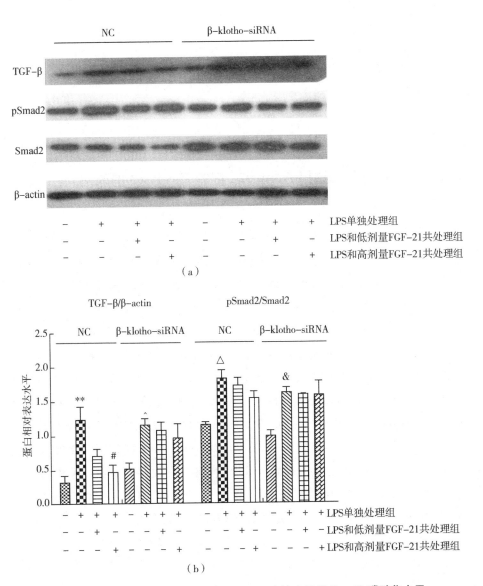

图 4 - 33　各组 EA. hy 926 细胞 TGF - β 表达水平及 Smad2 磷酸化水平

4.12 FGF – 21 对 EA. hy 926 细胞凋亡的影响

4.12.1 FGF –21 抑制 EA. hy 926 细胞 Caspase3 的表达

Caspase3 在细胞凋亡过程中占据核心地位,是关键的凋亡执行蛋白酶。为探究 FGF – 21 是否具有抗凋亡、保护血管内皮细胞等作用,实验分为正常对照组、LPS 单独处理组、LPS 和低剂量 FGF – 21 共处理组、LPS 和高剂量 FGF – 21 共处理组,培养 12 h,收集细胞,提取 RNA,反转录成 cDNA,Real – time PCR 检测 Caspase3 mRNA 表达水平,Western blotting 检测 Caspase3 蛋白表达水平。如图4 – 34(a)所示:与正常对照组相比,LPS 单独处理组细胞 Caspase3 mRNA 表达水平显著升高($^*p < 0.05$);与 LPS 单独处理组相比,LPS 和 FGF – 21 共处理组细胞 Caspase3 mRNA 表达水平降低,且 LPS 与高剂量 FGF – 21 共处理组显著降低($^#p < 0.05$)。如图 4 – 34(b)所示:LPS 单独处理组细胞 Caspase3 蛋白表达水平相较于正常对照组显著升高($^{***}p < 0.001$);LPS 和 FGF – 21 共处理组细胞 Caspase3 蛋白表达水平相较于 LPS 单独处理组降低,且 LPS 和高剂量 FGF –21 共处理组显著降低($^{###}p < 0.001$)。结果表明,FGF – 21 可以抑制 EA. hy 926 细胞 Caspase3 表达,从而起到保护内皮细胞的作用。

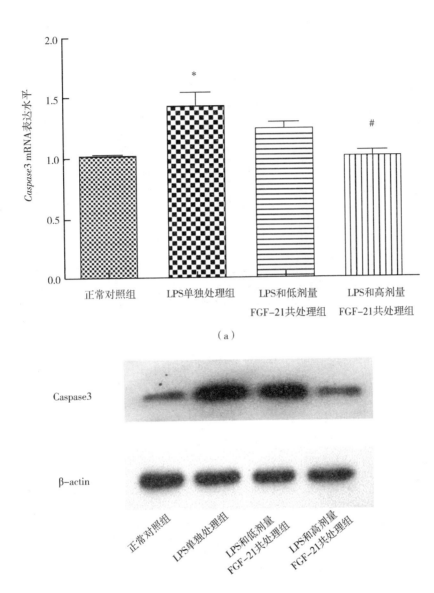

（a）

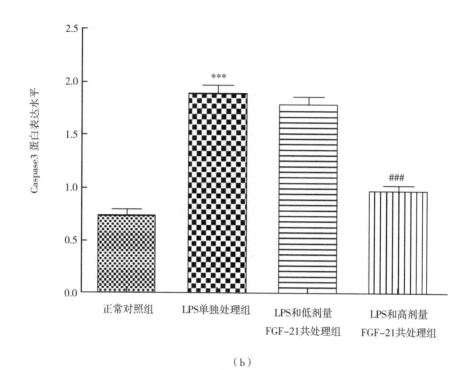

（b）

图 4 - 34　各组 EA. hy 926 细胞 Caspase3 表达水平

4.12.2　*β - klotho* 基因干扰对 EA. hy 926 细胞 Caspase3 表达的影响

为进一步确定 FGF - 21 抑制 EA. hy 926 细胞 Caspase3 表达的作用机制，我们对 FGF - 21 的共受体 β - klotho 进行干扰，β - klotho 干扰片段转染 24 h 后，收集细胞，提取 RNA，反转录成 cDNA，Real - time PCR 检测 *Caspase*3 mRNA 表达水平，提取细胞蛋白，Western blotting 检测 Caspase3 蛋白表达水平。如图 4 - 35(a)所示：β - klotho 未抑制时，与正常对照组相比，LPS 单独处理组细胞 *Caspase*3 mRNA 表达水平显著升高($**p < 0.01$)，LPS 和 FGF - 21 共处理组细胞 *Caspase*3 mRNA 表达水平相较于 LPS 单独处理组降低，且 LPS 和高剂量

FGF-21 共处理组显著降低($^{##}p<0.01$);β-klotho 抑制后,与正常对照组相比,LPS 单独处理组细胞 *Caspase*3 mRNA 表达水平显著升高($^{~~}p<0.001$),而 LPS 和 FGF-21 共处理组细胞 *Caspase*3 mRNA 表达水平相较于 LPS 单独处理组没有显著降低。如图 4-35(b)所示:β-klotho 未抑制时,与正常对照组相比,LPS 单独处理组细胞 Caspase3 蛋白表达水平显著升高($^{*}p<0.05$),LPS 和 FGF-21 共处理组细胞 Caspase3 蛋白表达水平相较于 LPS 单独处理组降低,且 LPS 和高剂量 FGF-21 共处理组显著降低($^{#}p<0.05$);β-klotho 抑制后,与正常对照组相比,LPS 单独处理组细胞 Caspase3 蛋白表达水平显著升高($^{~}p<0.05$),而 LPS 和 FGF-21 共处理组组细胞 Caspase3 蛋白表达水平相较于 LPS 单独处理组没有显著变化。结果表明,β-klotho 未抑制时,FGF-21 抑制 Caspase3 表达,β-klotho 抑制后,Caspase3 表达水平无明显改变,说明 FGF-21 可以抑制 EA.hy 926 细胞 Caspase3 表达,起到抗凋亡的作用,进而保护血管内皮细胞。

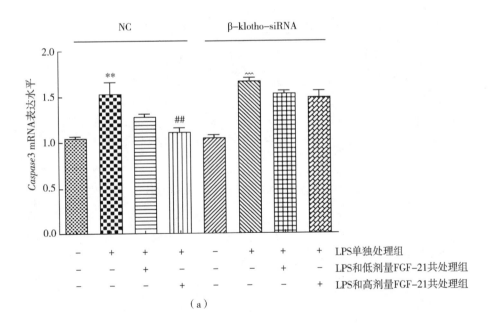

（a）

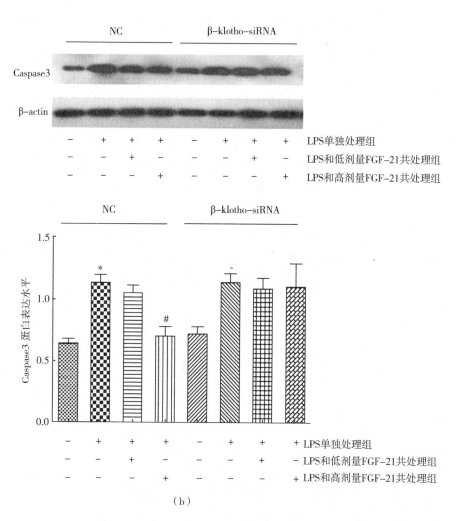

图4-35　各组 EA. hy 926 细胞 Caspase3 表达水平

5 讨论

5.1 FGF-21 的抗血栓效果

全世界每年的心脑血管患者多达几千万,我国血栓性疾病的患病率及死亡率都处于上升阶段,且治疗后复发率较高。血栓是许多与慢性炎症相关的系统性疾病(如动脉粥样硬化、糖尿病、癌症、慢性自身免疫性风湿病等)的常见并发症之一。血栓性疾病已成为重要的公共卫生问题,防治血栓刻不容缓。FGF-21 主要由肝脏分泌,能够作用于多种靶器官,发挥调节糖脂代谢、抑制炎症反应等多种生物学功能。研究表明,外源注射 FGF-21 蛋白能表现出良好的心血管保护作用,FGF-21 通过抑制细胞凋亡、炎症反应和氧化应激等保护血管内皮细胞。此外,研究表明,PPARγ(FGF-21 是 PPARγ 下游靶基因)激动剂能够抑制血小板的聚集和动脉血栓的形成。根据以上研究我们推测,FGF-21 具有抗血栓的作用。基于此假说,本书在血栓动物模型及细胞模型上对 FGF-21 在血栓发生、发展中的作用及其机制进行探究。

动物疾病模型已经被广泛应用在人类疾病发病机理、药物筛选和治疗效果的评估中。在血栓性疾病的研究中,建立简单、快速、重复性好的动物血栓模型是进行抗血栓防治实验的前提。$FeCl_3$ 诱导的血管损伤是一种广泛应用的闭塞性血栓形成模型,$FeCl_3$ 作用在血管外表面时会导致血管内皮细胞氧化损伤,内皮细胞失去对血小板和凝血级联因子的保护,使血管内皮细胞连接部位分离和脱落,暴露出胶原,血小板黏附、聚集,激活凝血系统形成血栓,且接近临床自发性血栓的组织形态特征。为验证 FGF-21 抗血栓的假说,本书采用 $FeCl_3$ 诱导兔颈总动脉血栓模型。将浓度为 20% 的 $FeCl_3$ 溶液作用在兔颈总动脉上 10 min,经 DSA 检测,可观察到模型组兔右侧颈总动脉因血栓形成致使血管腔完全闭塞,使远端不能显影,FGF-21 预防组和 FGF-21 治疗组兔的右侧颈总动脉表现为血管腔局部狭窄,血管内不规则充盈缺损,相较于模型组有一定程度的改善。结果表明,FGF-21 具有预防和治疗血栓形成的作用。为进一步验证 FGF-21 的抗血栓作用,我们对病变部位进行 OCT 检测,可观察到模型组兔颈总动脉血管管腔中形成大量的白血栓;经 FGF-21 治疗后,预防组和治疗组的兔颈总动脉平均血栓面积、最大血栓面积、血栓体积和血栓负荷均较模型组降低。实验结果表明，FGF-21不仅具有抗凝血的能力，还有溶解纤维蛋白的能力。为了进一步验证FGF-21抗血栓的功能，本书又选用卡拉胶与LPS联合造模的方法，建立一种基于热毒病因的血栓形成小鼠模型，此种方法造模周期短且易于观察。内毒素法也是一种应用比较广泛的经典的血栓造模方法，LPS具有广泛的生物活性，可以通过激活补体、诱导炎性因子产生、损伤血管内皮细胞、诱导血管内皮细胞等表达组织因子，进而启动凝血系统，诱导病理性血栓形成。卡拉胶是一种较强的促炎物质，其诱发的小鼠尾部血栓与血管内炎症密切相关，炎症反应释放的大量炎性因子可破坏内皮细胞正常的功能，进而诱发血栓形成；此外，内皮细胞受损时，乙酰胆碱等舒张血管物质减少，而收缩血管物质（如内皮素）增多，加重血管缺血、缺氧，进一步促进内皮损伤及血栓形成。临床研究表明，感染内毒素及其产生的炎症反应在冠心病、中风及静脉血栓等疾病的发病过程中均起到重要作用。因此，采用内毒素模型模拟的热毒因素引起的血栓动物模型具有理论依据及临床相关性。本书采用此方法建立小鼠尾血栓模型，造模成功后注射FGF-21治疗。通过观察发现，在注射卡拉胶和LPS 24 h后，小鼠尾部远端可清晰地观察到血栓形成后造成组织缺血的范围，严重的会变成黑色，继而干细脱落；经FGF-21治疗后，组织缺血范围得到明显改善。经组织病理切片检测，血栓小鼠的尾部静脉和动脉均有大量的血栓形成，而经FGF-21治疗的血栓小鼠尾部血栓量明显减少，且高剂量FGF-21的改善效果更明显。在FeCl$_3$诱发的血栓模型和卡拉胶与LPS联合诱发的血栓模型上，我们发现FGF-21能够有效地抑制血栓的形成及发展，并能起到抗凝血和促纤溶的作用。

5.2　FGF-21抗凝血及其分子机制

在正常的生理状态下，身体始终保持着凝血与抗凝之间的平衡，然而一些病理情况会打破这一平衡。血凝平衡是通过凝血系统、纤溶系统以及血小板、血管壁之间复杂的相互作用来维持的。凝血系统在内皮细胞损伤时被激活，内皮细胞损伤使血液暴露于血管组织外,凝血系统与阻断血管病变的血小板相互作用,抗凝机制确保了对出血的控制。自发现肝素具有抗凝血作用以来,其被广泛应用于临床预防和治疗血栓形成性疾病。但由于肝素容易引起出血及血小板减少并发症,因此其在应用上受到一定程度的制约。近年来的研究发现,低分子肝素和类肝素等有抑制血栓形成的作用,且副作用较少,因而这类药物的研究得到人们的重视并取得一定的成果。肝素作用机制复杂,能干扰凝血过程中的许多环节,主要通过与抗凝血酶III结合,抑制部分凝血因子活化,抑制凝血酶原转化为凝血酶,从而达到抗凝血效果。内源性肝素类物质也有保护血管内皮细胞防止血栓形成的作用,肝素能与内皮细胞结合并部分进入内皮细胞。给家兔注射低效价肝素,通过扫描电镜观察,可见防止或减轻去甲基肾上腺素引起的内皮细胞脱落,表明肝素对内皮细胞的形态和功能有一定的保护作用。外源性肝素及类肝素对血栓形成的抑制作用可能是通过肝素与血管内皮细胞的相互作用实现的。本书首次在小鼠体内发现,FGF-21 具有促进血栓小鼠肝素合成及活性的作用,且高剂量 FGF-21 的促进效果更明显。结果表明,FGF-21 的抗凝血作用机制可能是促进肝素的合成并增强其活性,但 FGF-21 调节肝素的具体机制有待今后进一步研究。

凝血的调节是通过酶或调节辅助因子的活性来实现的。凝血酶是凝血系统的关键效应酶,具有促进血小板活化、加速纤维蛋白原向纤维蛋白转化、凝血反馈扩增等重要的生物学功能。凝血酶在血管损伤部位精确而平衡地生成是一系列有序反应的结果,这些反应统称为凝血反应。组织因子是凝血酶生成和纤维蛋白形成的唯一启动因子,它结合酶原和激活形式的 FVII。血液中的 FVII一部分以活性酶的形式循环,这种形式的 FVII 与组织因子结合激活 FIX 和 FX,进而触发凝血。有研究发现,组织因子通路抑制剂可抑制组织因子和 FVIIa 的反应,当与内皮细胞结合时,该抑制剂主要与血浆中的 LDL 或硫酸肝素结合,进而抑制凝血反应。因此,抑制 FVII 的表达及活化对抗凝起到至关重要的作用。为探究 FGF-21 是否可以调节 FVII 的表达及活化,我们对其进行检测。在血栓小鼠模型上,小鼠血清中 FVII 和 FVIIa 的含量相较于正常小鼠显著升高;而FGF-21 治疗后小鼠血清中 FVII 和 FVIIa 的含量相较于模型组显著降低,且FGF-21 剂量越高,这种作用效果越明显。结果表明,FGF-21 具有抑制 FVII 表达及活化的作用,进而起到抗凝血的作用。

血小板是由巨核细胞产生的,在凝血过程中起到关键作用,通过形成最初的止血块,为活性凝血因子的组装提供一个表面,从而导致形成稳定的纤维蛋白和血小板聚集物。静止的血小板与活化的血小板相比,膜糖蛋白的功能、种类、结构和分布特点均有显著变化,CD41 和 CD62P 均被认为是血小板活化特异性的分子标志物。为探究 FGF-21 是否可以影响血小板活化,取各组小鼠血样,经 ADP 体外诱导血小板活化,用 FITC 标记的 CD41 抗鼠抗体及 PE 标记的 CD62P 抗鼠抗体双染色血小板。流式细胞仪的检测结果显示,FGF-21 治疗组小鼠的 CD41 和 CD62P 双染的百分数相较于血栓小鼠显著降低,说明 FGF-21 可以抑制血栓小鼠血小板活化。血小板有两种颗粒:α 颗粒和 δ 颗粒。其中,α 颗粒含有 P-选择素,活化或黏附于血小板表面的 P-选择素可能至少通过两种方式影响血栓形成和凝血。首先,P-选择素可以维持血小板间的相互作用;其次,血栓表面的 P-选择素可以招募白细胞(尤其是单核细胞),从而稳定血栓。P-选择素已被证明在血管炎症和损伤中发挥关键作用,从而作为血栓形成和炎症之间的桥梁。可溶性 P-选择素蛋白被认为是体内血小板活化的有效标志物。研究表明,P-选择素活化后在血小板表面表达,但在动脉粥样硬化斑块存在时也可由内皮细胞表达,然而血液中的可溶性 P-选择素被认为主要来自血小板,来自内皮细胞的最少,这说明可溶性 P-选择素可能反映血小板的活化程度。前文的实验已经表明,FGF-21 可以在体外抑制血小板的活化。为探究 FGF-21 是否可以抑制体内的血小板活化,我们检测各组小鼠血清中可溶性 P-选择素的含量,发现血栓小鼠血清中可溶性 P-选择素的表达水平相较于正常小鼠显著升高,而 FGF-21 治疗的小鼠血清中可溶性 P-选择素的表达水平较血栓小鼠降低。这些结果说明,FGF-21 不仅在体外有抑制血小板活化的作用,而且在体内也可以抑制血小板的活化。

5.3　FGF-21 促进纤维蛋白溶解及其分子机制

纤溶系统是凝血系统的重要组成部分,其主要功能是清除沉积在血管壁上的纤维蛋白,溶解血凝块,维持血流通畅。在血栓形成后,血管内皮细胞释放

tPA 和 PAI - 1 等均参与纤溶系统的调节。

tPA 是一种丝氨酸蛋白酶,由血管内皮细胞及某些肝细胞合成,其含量及活性的改变直接影响体内的纤溶能力,与血栓性疾病或高凝状态密切相关。tPA 的生物学功能是将纤溶酶原激活,转化为纤溶酶,纤溶酶将纤维蛋白及部分凝血因子降解,从而使血管再通。但由于血管内皮细胞合成的 tPA 量少,且内皮细胞同时还合成、分泌 PAI - 1,因此在病理条件下,内源性的 tPA 很难达到抑制血栓形成的效果。近年来,利用基因工程技术生产的 tPA 重组蛋白在血栓性疾病的治疗中已得到广泛应用。但表达 tPA 重组蛋白的真核细胞存在培养复杂、生产周期长等不足,导致生产成本高;外源性的 tPA 注入人体后,大部分与 PAI - 1 形成 1∶1 复合物而失去活性,且外源性 tPA 会被肝细胞和血管内皮细胞迅速摄取,使其半衰期缩短,因此需要大剂量给药,治疗费用高昂,限制了 tPA 的临床应用。本书首次发现,在血栓小鼠模型中,FGF - 21 治疗后可以促进血栓小鼠 tPA 的表达并提高 tPA 的活性。有研究表明,经 TNF - α 刺激 24 h 后,大约 50% 的 tPA 表达受到抑制,这种抑制作用是由于激活了 NF - κB 和 MAPK 信号通路,降低了血管内皮细胞的纤溶能力。目前,主要有 3 条 MAPK 信号通路:ERK 信号通路、JNK 信号通路和 P38 MAPK 信号通路。为了进一步研究 FGF - 21 调节 tPA 表达的作用机制,我们检测了 ERK1/2 信号通路。血栓小鼠经 FGF - 21 治疗后,ERK1/2 磷酸化水平相较于血栓小鼠显著升高。在 EA. hy 926 内皮细胞中,经 FGF - 21 干预的细胞内 ERK1/2 磷酸化水平和 tPA 表达水平相较于 LPS 单独处理的细胞显著升高;而干扰 β - klotho 后,细胞内 ERK1/2 磷酸化水平和 tPA 表达水平相较于 LPS 单独处理的细胞没有显著变化。这些结果表明,FGF - 21 可能通过 ERK1/2 信号通路调节 tPA 的表达,进而促进纤维蛋白的降解。

PAI - 1 是纤溶系统中主要的负调控物质,主要由内皮细胞、肝细胞和平滑肌细胞合成,血小板 α 颗粒中也富含 PAI - 1,活化的血小板合成并释放 PAI - 1 至血栓附近,这也是血栓不易被溶解的一个原因。PAI - 1 的活性中心可与 tPA、uPA 的酶活性中心结合,形成不可逆的复合物,从而抑制 tPA、uPA 酶的活性,血浆中 60% 的纤溶酶原激活物是由 PAI - 1 灭活的。大量临床研究证实,PAI - 1 的调控紊乱可导致血栓性疾病。PAI - 1 表达水平升高会引起深静脉血栓、弥散性血管内凝血、早期心肌梗死和冠状动脉疾病等,PAI - 1 表达水平增高也见于一些易导致血栓形成的代谢性疾病,如肥胖、糖尿病、高胰岛素血症和高脂血症等。在动物体内的实验也证实,PAI-1 表达水平的升高是血栓性疾病的致病因素。将人源 PAI-1 基因转入小鼠中,发现小鼠出现尾部坏死、脚趾肿胀,病理检测发现由血小板、红细胞、纤维蛋白和单核细胞组成的静脉血栓,且栓塞现象的严重程度与 PAI-1 基因的表达水平正相关。PAI-1 表达水平的降低能够防止血栓形成。用 $FeCl_3$ 诱导 PAI-1 基因缺陷小鼠形成冠状动脉血栓,在血栓形成 24 h 后,取冠状动脉进行病理组织学分析,发现 PAI-1 基因缺陷的小鼠动脉血栓显著小于正常小鼠。这些结果表明,PAI-1 是纤溶系统的重要调控因子,可以降低血浆中 PAI-1 的表达水平及活性,促进纤溶,有利于血栓的预防和治疗。我们发现,血栓小鼠血清中 PAI-1 的表达水平及活性相较于正常小鼠显著升高,而经 FGF-21 治疗后的小鼠血清中 PAI-1 的表达水平及活性相较于血栓小鼠显著下降,表明 FGF-21 可以抑制血栓状态下 PAI-1 的表达及活性。目前临床使用的溶栓药物(如尿激酶和阿替普酶)在溶栓的同时会对 PAI-1 产生继发性诱导作用,从而会导致药物到达血栓部位后出现对溶栓效果的中和作用。FGF-21 在促进 tPA 表达及活性的同时有明显的抑制PAI-1 表达和活性的作用,继而增强溶栓效果。为明确 FGF-21 调节 PAI-1 表达的机制,我们对 TGF-β 通路进行检测。TGF-β 是一种广泛分布且在免疫、炎症反应、细胞外基质形成及肿瘤发生发展中起到重要作用的生长因子,TGF-β 与其受体结合后,通过经典的 Smad 通路调控 PAI-1 的表达。*PAI-1* 是 TGF-β 的靶基因,在 *PAI-1* 基因的启动子区域中含有 TGF-β 下游的 Smad 结合元件,TGF-β 激活的 Smad 能与 PAI-1 启动子中的 TGF-β 反应元件结合,诱导该基因表达。本书发现,在血栓小鼠模型中,模型组小鼠的 TGF-β 表达水平、Smad2 磷酸化水平相较于正常小鼠显著升高;FGF-21 治疗组小鼠的 TGF-β 表达水平、Smad2 磷酸化水平相较于模型组小鼠显著降低,FGF-21 剂量越高,效果越明显。进一步的研究发现,在 LPS 诱导 EA. hy 926 细胞损伤模型中,LPS 单独处理组细胞的 TGF-β 表达水平、Smad2 磷酸化水平相较于正常对照组显著升高;FGF-21 处理组细胞的 TGF-β 表达水平、Smad2 磷酸化水平相较于 LPS 单独处理组显著降低,干扰 β-klotho 后,FGF-21 处理组的 TGF-β 表达水平、Smad2 磷酸化水平相较于 LPS 单独处理组没有明显变化。这些结果表明,FGF-21 可能通过 TGF-β/Smad2 信号通路调节 PAI-1 的表达,进而调节纤溶系统。

5.4 FGF-21 抑制炎症反应及其分子机制

近年来的研究发现,炎症不止存在于经典的防御性病理过程中,它还与凝血系统和纤溶系统构成复杂的调控网络。炎症因子在这个调控网络中既是效应分子也是信号转导分子,起到关键的作用。炎症反应和凝血过程是机体对损伤产生的防御性反应。大量临床研究表明,炎症因子参与凝血过程,炎症反应也伴有促凝血物质的增加,且凝血系统的激活程度与炎症程度正相关。炎症不仅从外源性凝血途径发挥作用,而且可以激活内源性凝血系统发挥作用。炎症反应和凝血过程的相互平衡有利于维持机体内环境的稳定,对炎症与凝血网络的充分研究为临床上防治血栓性疾病带来新的方向。近年来,大量的研究表明 FGF-21 对炎症反应有较好的调节作用:FGF-21 可以改善肥胖大鼠肝脏中的炎症反应;FGF-21 可以通过调节炎症因子的表达,减轻氧化应激损伤并抑制 NF-κB 通路来治疗类风湿性关节炎;FGF-21 可以减轻肝纤维化模型中炎症因子的表达。另有研究表明,FGF-21 可以通过 Akt-GSK-3β 信号通路降低受损心肌细胞 TNF-α 和 PAI-1 的表达水平,说明 FGF-21 能通过抗炎作用介导对心肌细胞的保护。在实验性败血症小鼠模型中,小鼠血清中 FGF-21 表达水平显著升高,而且 FGF-21 对 LPS 和败血症引起的毒性有很好的保护作用。这些结果表明 FGF-21 在炎症调节方面的可能作用。但是,FGF-21 在血栓状态下是否可以改善炎症反应尚无报道。

为明确 FGF-21 对血栓状态下炎症反应的作用,我们对相关炎症因子进行检测。CRP 是反应机体炎症的一个标志。CRP 不仅能够刺激单核细胞表达 TNF-α、IL-6、IL-1、TF 等细胞因子,还能激活补体参与炎症反应,促进组织的炎性损伤。本书发现,在血栓小鼠模型中,模型组小鼠血清中 CRP 表达水平相较于正常小鼠显著升高;而经 FGF-21 治疗后的小鼠血清中 CRP 表达水平相较于模型组降低,且 FGF-21 剂量越高,效果越明显。TNF-α 是一种重要的炎症因子,几乎存在于所有的有核细胞表面。一方面,它可以诱导内皮细胞表达组织因子,抑制组织因子途径抑制物的合成,进而促进血栓形成;另一方面,TNF－α还促进多种炎症因子(如IL－1、IL－6和IL－8等)表达,这些因子与其受体特异性结合,通过细胞内信号转导进一步促进凝血和炎症反应。其中,IL－6能刺激血管内皮细胞释放vWF因子,促进肝细胞合成纤维蛋白原,同时抑制肝细胞合成蛋白S;IL－6能促进巨核细胞成熟并改变血小板功能,增强凝血酶诱导血小板活化的能力;IL－6能直接诱导单核细胞表达组织因子促进凝血过程,刺激肝细胞合成CRP。本书首次在血栓小鼠模型中证明了FGF－21的抗炎作用。血栓小鼠血清中TNF－α和IL－6的表达水平相较于正常小鼠显著升高;FGF－21治疗组小鼠血清中TNF－α和IL－6的表达水平相较于血栓小鼠显著降低,且FGF－21剂量越高,效果越显著。在体外实验中,我们也得到了相似的结果,FGF－21可以抑制LPS引起的血管内皮细胞炎症因子CRP、TNF－α和IL－6的表达水平;干扰FGF－21共受体β－klotho后再进行FGF－21干预,炎症因子的表达没有受到抑制。结果说明,FGF－21可以抑制血栓状态下的炎症反应,可以抑制由LPS引起的血管内皮细胞的炎症反应。

为阐明FGF－21抑制血栓状态下炎症反应的机制,我们对NF－κB通路进行检测。NF－κB广泛存在于真核生物中,是一种具有多功能的核转录因子,它是炎症反应启动和调节的关键因子。NF－κB活性受细胞外的信号刺激调节。在正常生理状态下,NF－κB与它的抑制物IκBα结合,以非活性的形式存在于细胞质中;当细胞受到TNF－α、LPS等炎症因子刺激后,IκBα迅速发生磷酸化,使NF－κB与IκBα解离,最终除去IκBα对NF－κB的抑制,解离后的NF－κB进入细胞核,发挥转录因子的活性,调节相关靶基因的转录。在棕榈酸盐诱导的骨骼肌胰岛素抵抗模型中,FGF－21能通过抑制NF－κB信号通路抑制TNF－α和IL－6等炎症因子的表达;在CCl_4诱导的肝纤维化模型中,FGF－21通过降低肝脏内IκBα磷酸化水平及NF－κB核积累量来降低肝纤维化小鼠血清中IL－1、IL－6和TNF－α的含量;在非酒精性脂肪肝模型中,FGF－21通过降低NF－κB p65的磷酸化水平来降低炎症反应和TGF－β1、Collagen I的表达。此外,大量的研究表明,NF－κB可诱导产生多种凝血因子和调节因子,包括FVIII和PAI－1。NF－κB不仅可以通过细胞因子激活凝血过程,还可以通过转录凝血级联反应中的蛋白参与凝血事件。内皮细胞通过多种途径调节纤维蛋白形成和纤维蛋白溶解的平衡,如释放组织因子途径抑制剂表达,激活蛋白

C,合成及释放 tPA。这些抗血栓作用常常被炎症性疾病(如脓毒性休克和内毒素血症)终止,细菌感染通过激活内皮细胞中的 NF－κB 通路导致促血栓状态。本书在血栓小鼠模型中发现,模型组小鼠的 IκBα 磷酸化水平、NF－κB 核积累量相较于正常小鼠显著升高;FGF－21 治疗组小鼠的 IκBα 磷酸化水平、NF－κB 核积累量相较于模型组小鼠显著降低,且高剂量 FGF－21 的降低效果更为显著。为了进一步验证,我们用 LPS 诱导血管内皮细胞损伤。结果显示,在 LPS 诱导的损伤模型中,细胞内 IκBα 磷酸化水平和 NF－κB 核积累量相较于正常对照组显著升高;FGF－21 处理组细胞内 IκBα 磷酸化水平和 NF－κB 核积累量相较于 LPS 单独处理组显著降低;干扰 β－klotho 后,FGF－21 处理组 IκBα 磷酸化水平和 NF－κB 核积累量相较于 LPS 单独处理组无明显变化。这些结果表明,FGF－21 可能通过 IκBα/NF－κB 信号通路调节炎症因子的表达,进而抑制血栓状态下的炎症反应。

参考文献

[1]庞兴学,王显. 血栓形成的过程与机制研究进展[J]. 医学综述, 2011, 17(11): 1613 - 1616.

[2]KOUKOS G, SEVIGNY L, ZHANG P, et al. Serine and metalloprotease signaling through PAR1 in arterial thrombosis and vascular injury[J]. IUBMB life, 2011, 63(6): 412 - 418.

[3]李玉林. 病理学[M]. 3 版. 北京: 人民卫生出版社, 2004.

[4]YAU J W, TEOH H, VERMA S. Endothelial cell control of thrombosis [J/OL]. BMC cardiovasc disord, 2015(15): 130[2015 - 10 - 19]. https:// link. springer. com/article/10. 1186/s12872 - 015 - 0124 - z#citeas.

[5]WATSON S P. Platelet activation by extracellular matrix proteins in haemostasis and thrombosis [J]. Current pharmaceutical design, 2009, 15 (12): 1358 - 1372.

[6]O' BRIEN P J, PREVOST N, MOLINO M, et al. Thrombin responses in human endothelial cells. Contributions from receptors other than PAR1 include the transactivation of PAR2 by thrombin - cleaved PAR1[J]. Journal of biological chemistry, 2000, 275(18): 13502 - 13509.

[7]ADAMS M N, RAMACHANDRAN R, YAU M K, et al. Structure, function and pathophysiology of protease activated receptors[J]. Pharmacology & therapeutics, 2011, 130(3): 248 - 282.

[8] COUGHLIN S R. Thrombin signalling and protease – activated receptors [J]. Nature, 2000, 407(6801): 258 – 264.

[9] COUGHLIN S R. Protease – activated receptors in hemostasis, thrombosis and vascular biology [J]. Journal of thrombosis & haemostasis, 2005, 3 (8): 1800 – 1814.

[10] MASSBERG S, GRAHL L, VON BRUEHL M L, et al. Reciprocal coupling of coagulation and innate immunity via neutrophil serine proteases [J]. Nature medicine, 2010, 16(8): 887 – 896.

[11] ITO T, MARUYAMA I. Thrombomodulin: protectorate God of the vasculature in thrombosis and inflammation [J]. Journal of thrombosis & haemostasis, 2011, 9 (1): 168 – 173.

[12] ELZOHEIRY M, DADARA A A, DE LAFORCADE A M, et al. The essential ectoenzyme SmNPP5 from the human intravascular parasite schistosoma mansoni is an ADPase and a potent inhibitor of platelet aggregation [J]. Thromb haemost, 2018, 118(6): 979 – 989.

[13] VALGIMIGLI M, FRIGOLI E, LEONARDI S, et al. Bivalirudin or unfractionated heparin in acute coronary syndromes [J]. New England journal of medicine, 2015, 373(11): 997 – 1009.

[14] MADOIWA S. Recent advances in disseminated intravascular coagulation: en-

dothelial cells and fibrinolysis in sepsis – induced DIC[J/OL]. Journal of intensive care,2015(3): 8[2015 – 02 – 19]. https://link. springer. com/article/10. 1186/s40560 – 015 – 0075 – 6.

[15]JOHN C C, KATHERINE A H. Fibrinolysis and the control of blood coagulation[J]. Blood reviews, 2015, 29(1): 17 – 24.

[16]ANNA H, VOLKER G. Regulation of von – willebrand factor secretion from endothelial cells by the annexin A2 – S100A10 complex[J]. International journal of molecular sciences, 2018, 19(6): 1752.

[17]YU Y J, ANITA N B, CHI M H, et al. Tissue factor coagulant activity is regulated by the plasma membrane microenvironment[J]. Thrombosis and haemostasis,2018,118(6): 990 – 1000.

[18]CASEY A M, JOHN E, KEVIN B T, et al. Chronic captopril treatment reveals the role of ANG II in cardiovascular function of embryonic American alligators (alligator mississippiensis)[J]. Journal of comparative physiology b: biochemical, systemic & environmental physiology, 2018, 188(4): 657 – 669.

[19]BOESEN E I. Endothelin receptors, renal effects and blood pressure[J]. Current opinion in pharmacology, 2015, 21: 25 – 34.

[20]JAQUELINE G R, DE ALBUQUERQUE C Z, DE MOURAMATTARAIA V G, et al. Comparative study of platelet aggregation and secretion induced by Both-

rops jararaca snake venom and thrombin[J]. Toxicon, 2019, 159: 50 -60.

[21]IVAN B, BORIS S, HAGIT H, et al. Role of heterotrimeric G proteins in platelet activation and clot formation in platelets treated with integrin α Ⅱbβ3 inhibitor[J]. Platelets, 2018, 29(3): 265 -269.

[22]SAUTER R J, SAUTER M, OBRICH M, et al. Anaphylatoxin receptor C3aR contributes to platelet function, thrombus formation and in vivo haemostasis [J]. Thrombosis and haemostasis, 2019, 119(1): 179 -182.

[23]MADELENE L, ULRIKA F, LIZA U L, et al. Individual variations in platelet reactivity towards ADP, epinephrine, collagen and nitric oxide, and the association to arterial function in young, healthy adults [J]. Thrombosis research, 2019, 174: 5 -12.

[24]DENIS C, METHIA N, FRENETTE P S, et al. A mouse model of severe von Willebrand disease: defects in hemostasis and thrombosis[J]. Proceedings of the National Academy of Sciences of the United States of America, 1998, 95 (16): 9524 -9529.

[25]SHAUN P J. The growing complexity of platelet aggregation[J]. Blood, 2007, 109(12): 5087 -5095.

[26]NI H, YUEN P S, PAPALIA J M, et al. Plasma fibronectin promotes thrombus growth and stability in injured arterioles[J]. Proceedings of the National Aca-

demy of Sciences of the United States of America, 2003, 100 (5):
2415 – 2419.

[27] 王深明. 血管外科学[M]. 北京: 人民卫生出版社, 2011.

[28] WU W M, SINHA D, SHIKOV S, et al. Factor XI homodimer structure is essential for normal proteolytic activation by factor XIIa, thrombin, and factor XIa [J]. Journal of biological chemistry, 2008, 283(27): 18655 – 18664.

[29] BRUCE F, BARBARA C F. Mechanisms of thrombus formation[J]. New England journal of medicine, 2008, 359(9): 938 – 949.

[30] JAISWAL R K, VARSHNEY A K, YADAVA P K. Diversity and functional evolution of the plasminogen activator system[J]. Biomedicine & pharmacotherapy, 2018, 98: 886 – 898.

[31] RAUM D, MARCUS D, ALPER C A, et al. Synthesis of human plasminogen by the liver[J]. Science, 1980, 208(4447): 1036 – 1037.

[32] ROBBINS K C, SUMMARIA L, HSIEH B, et al. The peptide chains of human plasmin. Mechanism of activation of human plasminogen to plasmin[J]. Journal of biological chemistry, 1967, 242(10): 2333 – 2342.

[33] SILVERSTEIN R L, FRIEDLANDER R J, NICHOLAS R L, et al. Binding of Lys – plasminogen to monocytes/macrophages[J]. Journal of clinical investigation, 1988, 82(6): 1948 – 1955.

[34]MILES L A,PLOW E F. Receptor mediated binding of the fibrinolytic components, plasminogen and urokinase, to peripheral blood cells[J]. Thrombosis and haemostasis, 1987, 58(3): 936-942.

[35]MIROSLAVA D, LUKASZ W, LILIANA S, et al. Factor XII in coagulation, inflammation and beyond[J]. Cellular signalling, 2018, 51: 257-265.

[36]SHERIF W N, AHMED A E, MOHAMMED M M, et al. The utility of fibrinogen/C-reactive protein ratio versus D-dimer and fibrin degradation product in diagnosis of overt disseminated intravascular coagulation in intensive care unit patients[J]. The egyptian journal of hospital medicine, 2018, 72(9): 5210-5214.

[37]KAWANO T, MORIMOTO K,UEMURA Y. Partial purification and properties of urokinase inhibitor from human placenta[J]. Journal of biochemistry, 1970, 67(3): 333-342.

[38]LOSKUTOFF D J,EDGINGTON T S. Synthesis of a fibrinolytic activator and inhibitor by endothelial cells[J]. Proceedings of the National Academy of Sciences of the United States of America, 1977, 74(9): 3903-3907.

[39]BAKER J B, LOW D A, SIMMER R L, et al. Protease-nexin: a cellular component that links thrombin and plasminogen activator and mediates their binding to cells[J]. Cell, 1980, 21(1): 37-45.

［40］HEEB M J, ESPANA F, GEIGER M, et al. Immunological identity of heparin – dependent plasma and urinary protein C inhibitor and plasminogen activator inhibitor – 3［J］. Journal of biological chemistry, 1987, 262（33）: 15813 – 15816.

［41］CHOI Y, MIN S K, USOLTSEVA R, et al. Thrombolytic fucoidans inhibit the tPA – PAI1 complex, indicating activation of plasma tissue – type plasminogen activator is a mechanism of fucoidan – mediated thrombolysis in a mouse thrombosis model［J］. Thrombosis research, 2018, 161: 22 – 25.

［42］张玲, 侯丽虹, 刘秀娥, 等. α2 – 抗纤溶酶与静脉血栓栓塞症的研究［J］. 中国药物与临床, 2011, 11（4）: 368 – 370.

［43］REBECCA B K, TIMOTHY D W. Anti – platelet drugs and their necessary interaction with endothelial mediators and platelet cyclic nucleotides for therapeutic efficacy［J］. Pharmacology & therapeutics, 2019, 193: 83 – 90.

［44］CAMPBELL C L, SMYTH S, MONTALESCOT G, et al. Aspirin dose for the prevention of cardiovascular disease: a systematic review［J］. 2007, 297（18）: 2018 – 2024.

［45］樊梦林, 姜希明, 刘颖, 等. 新型噻吩并四氢吡啶类化合物的合成及其抗血小板聚集活性［J］. 合成化学, 2016, 21（4）: 297 – 301.

［46］田霞, 丁江生, 范云周, 等. 制剂新技术在双嘧达莫新剂型中的研究进展

[J]. 国际药学研究杂志, 2018, 45(4): 253 –257.

[47]黄石, 周峰, 张颖冬. 替罗非班在急性缺血性卒中中的研究进展[J]. 中国脑血管病杂志, 2018, 15(11): 601 –606.

[48]TANZEELA A F, AAMER S. A review on the synthetic approaches of rivaroxaban: an anticoagulant drug[J]. Tetrahedron asymmetry, 2017, 28(4): 485 –504.

[49]JULIE A J, LARISA H C. Warfarin pharmacogenetics[J]. Trends in cardiovascular medicine, 2015, 25(1): 33 –41.

[50]HULL R, DELMORE T, GENTON E, et al. Warfarin sodium versus low – dose heparin in the long – term treatment of venous thrombosis[J]. New England journal of medicine, 1979, 301(16): 855 –858.

[51]BELKIN M, BELKIN B, BUCKNAM C A, et al. Intra – arterial fibrinolytic therapy. Efficacy of streptokinase vs urokinase[J]. Archives of surgery, 1986, 121(7): 769 –773.

[52]ROBERT A G, JESS R Y, BARBARA R, et al. Comparison of cost effectiveness of streptokinase and urokinase in the treatment of deep vein thrombosis [J]. Annals of vascular surgery, 1987, 1(5): 524 –528.

[53]BROWN N J, GAINER J V, STEIN C M, et al. Bradykinin stimulates tissue plasminogen activator release in human vasculature[J]. Hypertension, 1999,

33(6): 1431 - 1435.

[54] KRISTIANSEN E S, VESTERGAARD H H, MODRAU B, et al. Acute ischemic stroke in late pregnancy treated with intravenous thrombolysis and endovascular therapy[J]. Case reports in neurology, 2019, 11(1): 41 - 46.

[55] ZHAO X X, YUE C S, MEI Q, et al. The efficiency analysis of thrombolytic rt - PA combined with intravascular interventional therapy in patients with acute basilar artery occlusion[J]. International journal of biological sciences, 2017, 13(1): 57 - 64.

[56] MUHAMMET B K, AZIZ I C, CAGLAR E C, et al. Thrombus in transit causing acute massive pulmonary emboli treated successfully with reteplase administration [J]. International journal of the cardiovascular academy, 2018, 4(2): 35 - 36.

[57] BEHZADNIA N, KASHANI B S, KIANI A, et al. Treatment of recurrent prosthetic mitral valve thrombosis with reteplase: a report of four cases[J]. Tanaffos, 2016, 15(2): 117 - 120.

[58] BABAKNEJAD N, NAYERI H, HEMMATI R, et al. An overview of FGF19 and FGF21: the therapeutic role in the treatment of the metabolic disorders and obesity[J]. Hormone and metabolic research, 2018, 50(6): 441 - 452.

[59] NISHIMURA T, NAKATAKE Y, KONISHI M, et al. Identification of a novel

FGF, FGF-21, preferentially expressed in the liver[J]. Biochimica et bio-physica acta,2000,1492(1): 203-206.

[60] FFOLLIOTT M F,ELEFTHERIA M F. Understanding the physiology of FGF21 [J]. Annual review of physiology, 2016, 78: 223-41.

[61] DEGIROLAMO C, SABBÀ C, MOSCHETTA A. Therapeutic potential of the endocrine fibroblast growth factors FGF19, FGF21 and FGF23 [J]. Nature reviews drug discovery, 2016, 15(1): 51-69.

[62] KHARITONENKOV A, DUNBAR J D, BINA H A, et al. FGF-21/FGF-21 receptor interaction and activation is determined by βKlotho[J]. Journal of cellular physiology, 2008, 215(1): 1-7.

[63] KUROSU H, CHOI M, OGAWA Y, et al. Tissue-specific expression of βklotho and fibroblast growth factor (FGF) receptor isoforms determines metabolic activity of FGF19 and FGF21[J]. Journal of biological chemistry, 2007, 282(37): 26687-26695.

[64] SUZUKI M, UEHARA Y, MOTOMURA-MATSUZAKA K, et al. βklotho is required for fibroblast growth factor (FGF) 21 signaling through FGF receptor (FGFR) 1c and FGFR3c [J]. Molecular endocrinology, 2008, 22 (4): 1006-1014.

[65] FISHER F M, ESTALL J L, ADAMS A C, et al. Integrated regulation of he-

patic metabolism by fibroblast growth factor 21 (FGF21) in vivo[J]. Endocrinology, 2011,152(8): 2996 - 3004.

[66]XU J, LLOYD D J, HALE C, et al. Fibroblast growth factor 21 reverses hepatic steatosis, increases energy expenditure, and improves insulin sensitivity in diet - induced obese mice[J]. Diabetes, 2009, 58(1):250 -259.

[67]YIE J, WANG W, DENG L, et al. Understanding the physical interactions in the FGF21/FGFR/β - klotho complex: structural requirements and implications in FGF21 signaling[J]. Chemical biology and drug design, 2012, 79 (4): 398 -410.

[68]INAGAKI T,DUTCHAK P,ZHAO G X, et al. Endocrine regulation of the fasting response by PPARα - mediated induction of fibroblast growth factor 21 [J].Cell metabolism, 2007, 5(6): 415 -425.

[69]GAICH G,CHIEN J Y,FU H D, et al. The effects of LY2405319, an FGF21 analog, in obese human subjects with type 2 diabetes[J]. Cell metabolism, 2013, 18(3): 333 -340.

[70]POTTHOFF M J,KLIEWER S A, MANGELSDORF D J. Endocrine fibroblast growth factors 15/19 and 21: from feast to famine[J]. Genes & development, 2012, 26(4): 312 -324.

[71]GE X,WANG Y,LAM K S L, et al. Metabolic actions of FGF21: molecular

mechanisms and therapeutic implications [J]. Acta pharmaceutica sinica b, 2012, 2(4): 350 - 357.

[72]XU P F,YE X L,ZHANG Y J, et al. Long - acting hypoglycemic effects of PEGylated FGF21 and insulin glargine in mice with type 1 diabetes[J]. Journal of diabetes and its complications, 2015, 29(1): 5 - 12.

[73]YASUHIRO I, HOLLY A B, NORIYUKI O, et al. FGF21 is an Akt - regulated myokine[J]. FEBS Letters, 2008, 582(27): 3805 - 3810.

[74]POTTHOFF M J, INAGAKI T, SATAPATI S, et al. FGF21 induces PGC - 1α and regulates carbohydrate and fatty acid metabolism during the adaptive starvation response [J]. Proceedings of the National Academy of Sciences of the United States of America, 2009, 106(26): 10853 - 10858.

[75]HUANG J,ISHINO T,CHEN G, et al. Development of a novel long - acting antidiabetic FGF21 mimetic by targeted conjugation to a scaffold antibody[J]. Journal of pharmacology and experimental therapeutics, 2013, 346(2): 270 - 280.

[76] ASRIH M, MONTESSUIT C, PHILIPPE J, et al. Free fatty acids impair FGF21 action in hepG2 cells[J]. Cellular physiology and biochemistry, 2015, 37(5): 1767 - 1778.

[77]CHAU M D L, GAO J P, YANG Q, et al. Fibroblast growth factor 21 regu-

lates energy metabolism by activating the AMPK – SIRT1 – PGC – 1 alpha pathway[J]. Proceedings of the National Academy of Sciences current issue, 2010, 107(28): 12553 – 12558.

[78]HOTTA Y, NAKAMURA H, KONISHI M, et al. Fibroblast growth factor 21 regulates lipolysis in white adipose tissue but is not required for ketogenesis and triglyceride clearance in liver [J]. Endocrinology, 2009, 150 (10): 4625 – 4633.

[79]CONG W T, LING J, TIAN H S, et al. Proteomic study on the protective mechanism of fibroblast growth factor 21 to ischemia – reperfusion injury[J]. Canadian journal of physiology and pharmacology, 2013, 91 (11): 973 – 984.

[80]JOHNSON C L, WESTON J Y, CHADI S A, et al. Fibroblast growth factor 21 reduces the severity of cerulein – induced pancreatitis in mice[J]. Gastroenterology, 2009, 137(5): 1795 – 1804.

[81]WANG W F, LI S M, REN G P, et al. Recombinant murine fibroblast growth factor 21 ameliorates obesity – related inflammation in monosodium glutamate – induced obesity rats[J]. Endocrine, 2015, 49(1): 119 – 129.

[82]KOTULÁK T, DRÁPALOVÁ J, KOPECKY P, et al. Increased circulating and epicardial adipose tissue mRNA expression of fibroblast growth factor – 21 after cardiac surgery: possible role in postoperative inflammatory response and insu-

lin resistance[J]. Physiological research, 2011, 60(5): 757 –767.

[83]STANFORD K I, MIDDELBEEK R J W, TOWNSEND K L, et al. Brown adipose tissue regulates glucose homeostasis and insulin sensitivity[J]. Journal of clinical investigation, 2013, 123(1): 215 –223.

[84]SCHAAP F G, KREMER A E, LAMERS W H, et al. Fibroblast growth factor 21 is induced by endoplasmic reticulum stress[J]. Biochimie, 2013, 95(4): 692 –699.

[85]LIU S Q, ROBERTS D, KHARITONENKOV A, et al. Endocrine protection of ischemic myocardium by FGF21 from the liver and adipose tissue[J]. Scientific reports, 2013, 3:2767.

[86]PATEL V, ADYA R, CHEN J, et al. Novel insights into the cardio – protective effects of FGF21 in lean and obese rat hearts[J]. PloS one, 2014, 9(2): e87102.

[87]LIN Z F, PAN X B, WU F, et al. Fibroblast growth factor 21 prevents atherosclerosis by suppression of hepatic sterol regulatory element – binding protein – 2 and induction of adiponectin in mice[J]. Circulation, 2015, 131(21): 1861 –1871.

[88]GOETZ R, BEENKEN A, IBRAHIMI O A, et al. Molecular insights into the klotho – dependent, endocrine mode of action of fibroblast growth factor 19 sub-

family members[J]. Molecular and cellular biology, 2007, 27(9): 3417 – 3428.

[89]ZHANG Y, XIE Y, BERGLUND E D, et al. The starvation hormone, fibroblast growth factor – 21, extends lifespan in mice[J]. Elife, 2012(1): e00065.

[90]王会岩, 李艳, 李校堃. FGF21 的生物学功能及临床研究进展[J]. 中国医药生物技术, 2010, 5(6): 442 – 445.

[91]KHARITONENKOV A, SHIYANOVA T L, KOESTER A, et al. FGF – 21 as a novel metabolic regulator[J]. Journal of clinical investigation, 2005, 115(6): 1627 – 1635.

[92]RANDY H, LI Y S, SUN J, et al. Rationale – based engineering of a potent long – acting FGF21 analog for the treatment of type 2 diabetes[J]. PloS one, 2012, 7(11): 1 – 14.

[93]HUANG J, ISHINO T, CHEN G, et al. Development of a novel long – acting antidiabetic FGF21 mimetic by targeted conjugation to a scaffold antibody[J]. Journal of pharmacology and experimental therapeutics, 2013, 346(2): 270 – 280.

[94]MU J, PINKSTAFF J, LI Z H, et al. FGF21 analogs of sustained action enabled by orthogonal biosynthesis demonstrate enhanced antidiabetic pharmacology in rodents[J]. Diabetes, 2012, 61(2): 505 – 512.

[95]XU J,BUSSIERE J,YIE J M, et al. Polyethylene glycol modified FGF21 engi-neered to maximize potency and minimize vacuole formation[J]. Bioconjugate chemistry, 2013, 24(6): 915 - 925.

[96]HIRSH J,ANAND S S,HALPERIN J L, et al. Mechanism of action and phar-macology of unfractionated heparin[J]. Arteriosclerosis thrombosis and vascular biology, 2001,21(7): 1094 - 1096.

[97]YUAN H Q,HAO Y M,REN Z, et al. Tissue factor pathway inhibitor in athe-rosclerosis[J]. Clinica chimica acta, 2019, 491: 97 - 102.

[98]BLANN A D, LIP G Y,BEEVERS D G, et al. Soluble P - selectin in athero-sclerosis:a comparison with endothelial cell and platelet markers[J]. Thrombo-sis and haemostasis, 1997, 77(6): 1077 - 1080.

[99]MOUSA A Y, BROCE M, DE WIT D, et al. Appropriate use of venous ima-ging and analysis of the D - Dimer/clinical probability testing paradigm in the diagnosis and location of deep venous thrombosis[J]. Annals of vascular sur-gery, 2018, 50: 21 - 29.

[100]WATANABE R,WADA H,MIURA Y, et al. Plasma levels of total plasmino-gen activator inhibitor - I (PAI - I) and tPA/PAI - 1 complex in patients with disseminated intravascular coagulation and thrombotic thrombocytopenic purpura[J]. Clinical and applied thrombosis/hemostasis, 2001, 7 (3):

229 – 233.

[101] HUA X X, LIU X D, ANSARI D O, et al. Synergistic cooperation of TFE3 and Smad proteins in TGF – b – induced transcription of the plasminogen activator inhibitor – 1 gene [J]. Genes & development, 1998, 12 (19): 3084 – 3095.

[102] LEVI M, KELLER T T, VAN GORP E, et al. Infection and inflammation and the coagulation system[J]. Cardiovascular research, 2003, 60(1): 26 – 39.

[103] RIDKER P M. From C – reactive protein to interleukin – 6 to interleukin – 1: moving upstream to identify novel targets for atheroprotection[J]. Circulation research, 2016, 118(1): 145 – 156.

[104] ANTONOPOULOS A S, PAPANIKOLAOU E, VOGIATZI G, et al. Anti – inflammatory agents in peripheral arterial disease[J]. Current opinion in pharmacology, 2018, 39: 1 – 8.

[105] SWIATKOWSKA M, SZEMRAJ J, CIERNIEWSKI C S. Induction of PAI – 1 expression by tumor necrosis factor alpha in endothelial cells is mediated by its responsive element located in the 4G/5G site[J]. FEBS journal, 2005, 272 (22): 5821 – 5831.

[106] PALARETI G, COSMI B. Bleeding with anticoagulation therapy – who is at risk, and how best to identify such patients[J]. Thromb haemost, 2009, 102

(2): 268-278.

[107] ODONKOR C A, ACHILEFU S. Modulation of effector caspase cleavage determines response of breast and lung tumor cell lines to chemotherapy[J]. Cancer investigation, 2009, 27(4): 417-429.

[108] 刘莅欣, 胡桃红. 血栓性疾病抗栓治疗的研究进展[J]. 中国临床医生, 2013, 41(5): 15-17.

[109] 王兆钺. 血栓相关性疾病的临床流行病学[J]. 中华医学杂志, 2004, 84(5): 432-434.

[110] LORENZET R, NAPOLEONE E, CUTRONE A, et al. Thrombosis and obesity: cellular bases[J]. Thrombosis research, 2012, 129(3): 285-289.

[111] VAZZANA N, RANALLI P, CUCCURULLO C, et al. Diabetes mellitus and thrombosis[J]. Thrombosis research, 2012, 129(3): 371-377.

[112] LI D Y, CHEN K, SINHA N, et al. The effects of PPAR-gamma ligand pioglitazone on platelet aggregation and arterial thrombus formation[J]. Cardiovascular research, 2005, 65(4): 907-912.

[113] LI W, MCINTYRE T M, SILVERSTEIN R L. Ferric chloride-induced murine carotid arterial injury: a model of redox pathology[J]. Redox biology, 2013, 1(1): 50-55.

[114] GHOSH A, LI W, FEBBRAIO M, et al. Platelet CD36 mediates interactions

with endothelial cell – derived microparticles and contributes to thrombosis in mice[J]. Journal of clinical investigation, 2008, 118(5): 1934 – 1943.

[115]CHEN K, LI W, MAJOR J, et al. Vav guanine nucleotide exchange factors link hyperlipidemia and a prothrombotic state[J]. Blood, 2011, 117(21): 5744 – 5750.

[116]梁爱华, 刘婷, 李春英, 等. 一种热毒诱导的血栓形成动物模型的建立[J]. 中国中药杂志, 2008, 22(18): 2124 – 2128.

[117]SMITH G F. The heparin – thrombin complex in the mechanism of thrombin inactivation by heparin[J]. Biochemical and biophysical research communications, 1977, 77(1): 111 – 117.

[118]MU S T, LIU Y N, JIANG J, et al. Unfractionated heparin ameliorates pulmonary microvascular endothelial barrier dysfunction via microtubule stabilization in acute lung injury[J]. Respiratory research, 2018, 19(1): 220.

[119]DAVIE E W. Biochemical and molecular aspects of the coagulation cascade [J]. Thrombosis and haemostsis, 1995, 74(1): 1 – 6.

[120]CATE H T, HACKENG T M, DE FRUTOS P G. Coagulation factor and protease pathways in thrombosis and cardiovascular disease[J]. Thrombosis and haemostasis, 2017, 117(7): 1265 – 1271.

[121]KIRCHHOFER D, NEMERSON Y. Initiation of blood coagulation: the tissue

factor/factor Ⅶa complex[J]. Current opinion in biotechnology, 1996, 7 (4): 386 – 391.

[122]ITALIANO J E,MAIRUHU A T A,FLAUMENHAFT R. Clinical relevance of microparticles from platelets and megakaryocytes[J]. Current opinion in hematology, 2010, 17(6): 578 – 584.

[123]ANDRÉ P. P – selectin in haemostasis[J]. British journal of haematology, 2004, 126(3): 298 –306.

[124]CELI A, PELLEGRINI G, LORENZET R, et al. P – selectin induces the expression of tissue factor on monocytes[J]. Proceedings of the National Academy of Sciences of the United States of America, 1994, 91 (19): 8767 –8771.

[125]FIJNHEER R, FRIJNS C J, KORTEWEG J, et al. The origin of P – selectin as a circulating plasma protein[J]. Thrombosis and haemostasis, 1997, 77 (6): 1081 – 1085.

[126]ULFHAMMER E, LARSSON P, KARLSSON L, et al. TNF – α mediated suppression of tissue type plasminogen activator expression in vascular endothelial cells is NF – κB and p38 MAPK – dependent[J]. Journal of thrombosis and haemostasis,2006,4(8): 1781 –1789.

[127]ARMSTEAD W M,HEKIERSKI H,PASTOR P, et al. Release of IL –6 after

stroke contributes to impaired cerebral autoregulation and hippocampal neuro-nal necrosis through NMDA receptor activation and upregulation of ET – 1 and JNK[J]. Translational stroke research, 2019,10(1): 104 – 111.

[128] WU F,ECHEVERRY R,WU J L, et al. Tissue – type plasminogen activator protects neurons from excitotoxin – induced cell death via activation of the ERK1/2 – CREB – ATF3 signaling pathway[J]. Molecular and cellular neu-roscience, 2013, 52: 9 – 19.

[129] HUEBNER B R, MOORE E E, MOORE H B, et al. Thrombin provokes de-granulation of platelet α – granules leading to the release of active plasminogen activator inhibitor – 1 (PAI – 1)[J]. Shock, 2018, 50(6): 671 – 676.

[130] ZHENG N N,SHI X P,CHEN X W, et al. Associations between inflammatory markers, hemostatic markers, and microvascular complications in 182 Chinese patients with type 2 diabetes mellitus[J]. Laboratory medicine, 2015,46(3): 214 – 220.

[131] 何泉,王芳菲,陈兰英. 心血管疾病转基因动物模型的建立[J]. 高血压杂志, 1996, 4(1): 76 – 79.

[132] 韩廷廷. 纤溶酶原激活物抑制剂1(PAI – 1)天然小分子抑制剂的筛选和分子药理活性研究[D]. 大连:辽宁师范大学, 2016.

[133] AL – SHWAFI K A,DE MEESTER A,PIRENNE B,et al. Comparative fi-

brinolytic activity of front – loaded alteplase and the single – bolus mutants te-necteplase and lanoteplase during treatment of acute myocardial infarction [J]. American heart journal, 2003, 145(2): 217 – 225.

[134] WANG W F, LI S M, REN G P, et al. Recombinant murine fibroblast growth factor 21 ameliorates obesity – related inflammation in monosodium glutamate – induced obesity rats[J]. Endocrine, 2015, 49(1): 119 – 129.

[135] SINGHAL G, FISHER F M, CHEE M J, et al. Fibroblast growth factor 21 (FGF21) protects against high fat diet induced inflammation and islet hyper-plasia in pancreas[J]. PloS one, 2016, 11(2): e0148252.

[136] CONG W T, LING J, TIAN H S, et al. Proteomic study on the protective mechanism of fibroblast growth factor 21 to ischemia – reperfusion injury[J]. Canadian journal of physiology and pharmacology, 2013, 91 (11): 973 – 984.

[137] 石建霞, 顾健. 炎症网络调节与血管新生对血栓形成的影响[J]. 血栓与止血学, 2005, 11(5): 225 – 227.

[138] HELLERBRAND C, JOBIN C, IIMURO Y, et al. Inhibition of NFκB in acti-vated rat hepatic stellate cells by proteasome inhibitors and an IκB super – re-pressor[J]. Hepatology, 1998, 27(5): 1285 – 1295.

[139] KWEON Y O, PAIK Y H, SCHNABL B, et al. Gliotoxin – mediated apopto-

sis of activated human hepatic stellate cells[J]. Journal of hepatology, 2003, 39(1): 38 −46.

[140] JU H L, YEA E K, JOON Y C, et al. An engineered FGF21 variant, LY2405319, can prevent non − alcoholic steatohepatitis by enhancing hepatic mitochondrial function[J]. American journal of translational research, 2016, 8(11): 4750 −4763.

[141] MACKMAN N, BRAND K, EDGINGTON T S. Lipopolysaccharide − mediated transcriptional activation of the human tissue factor gene in THP − 1 monocytic cells requires both activator protein 1 and nuclear factor kappa B binding sites[J]. Journal of experimental medicine, 1991, 174(6): 1517 −1526.

[142] BEGBIE M, NOTLEY C, TINLIN S, et al. The factor Ⅷ acute phase response requires the participation of NFκB and C/EBP[J]. Thromb haemost, 2000, 84(2): 216 −222.

[143] YAU J W, TEOH H, VERMA S. Endothelial cell control of thrombosis[J]. BMC cardiovasc disord, 2015, 15: 130.

[144] LIBBY P, SIMON D I. Inflammation and thrombosis: the clot thickens[J]. Circulation, 2001, 103(13): 1718 −1720.

附　录

重要缩略语表

英文缩写	英文全称	中文全称
FGF – 21	fibroblast growth factor – 21	成纤维细胞生长因子 – 21
PAR	proteinase activated receptor	蛋白酶激活受体
TM	thrombomodulin	血栓调节蛋白
EDRF	endothelium derived relaxing factor	内皮源性舒张因子
PGI_2	prostaglandin I_2	前列环素
ADM	adrenomedullin	肾上腺髓质素
tPA	tissue type plasminogen activator	组织型纤溶酶原激活物
vWF	von Willebrand factor	血管性血友病因子
TF	tissue factor	组织因子
ACE	angiotesin converting enzyme	血管紧张素转换酶
ET	endothelin	内皮素
PAI – 1	plasminogen activator inhibitor – 1	纤溶酶原激活物抑制剂 – 1
UK	urokinase	尿激酶
SK	streptokinase	链激酶
FGFR	FGF receptor	FGF 受体
GLUT – 1	glucose transporter – 1	葡萄糖转运蛋白 – 1
G – 6 – pase	glucose – 6 – phosphatase	葡萄糖 – 6 – 磷酸酶
PEPCK	phosphoenolpyruvate carboxykinase	磷酸烯醇丙酮酸羧化激酶
ERK	extracellular regulated protein kinase	胞外信号调节激酶

续表

英文缩写	英文全称	中文全称
TGF-β	transforming growth factor-β	转化生长因子-β
IκB	inhibitor of nuclear factor-κB	核因子-κB 抑制蛋白
NF-κB	nuclear factor of κB	核因子-κB
DSA	digital subtraction angiography	数字减影血管造影
OCT	optical coherence tomography	光学相干断层成像
CRP	C-reactive protein	C-反应蛋白
TNF-α	tumor necrosis factor-α	肿瘤坏死因子-α
IL-6	interleukin-6	白介素-6